Retrouvez :

- nos prochaines publications ;
- les résumés de tous les ouvrages du catalogue ;
- le blog avec des interviews des auteurs et les événements à ne pas rater.

Votre avis nous intéresse : dialoguez avec nos auteurs et nos éditeurs.

Tout cela et plus encore sur Internet à :

www.leduc-s.com

Illustrations :
pp. 43, 73, 76 : Pierric Paulian
pp. 59, 60, 61, 62 : Charlotte Yonge

Maquette : **ReskatoЯ**

33, rue Linné
75005 Paris

E-mail : info@leduc-editions.com
ISBN : 978-2-84899-231-0

MÉLANIE SCHMIDT-ULMANN

100 RÉFLEXES ALLAITEMENT

LEDUC.S ÉDITIONS

Sommaire

Introduction

Vous avez choisi d'allaiter votre enfant pour qu'il profite des bénéfices incomparables du lait maternel, et parce que vous savez qu'il n'y a pas de meilleure façon d'instaurer le lien entre ce merveilleux petit être et vous.

Et puis l'allaitement, c'est tout simple et naturel, non ?

Sauf que vous pensez manquer de lait. Sauf que vos seins vous font mal. Sauf que Bébé paraît parfois insatiable. Sauf que vous n'êtes jamais sûre que tout se passe normalement.

Ce petit livre à consulter dans le sens que l'on veut, à surligner, à garder sous la main, répond à toutes ces questions et à des dizaines d'autres, à travers une foule de conseils pratiques et simples à appliquer.

Il vous aidera dans toutes les situations et dans toutes les phases de l'allaitement, de la première tétée à la maternité jusqu'au sevrage, à un mois ou à deux ans.

En vous expliquant le processus de l'allaitement, il vous apprendra aussi que l'impression de manquer de lait, très commune, n'est justement qu'une impression dans la plupart des cas.

Journaliste, accompagnante à la naissance et mère de trois enfants allaités, j'ai voulu également partager mon expérience pratique de l'allaitement, une façon à la fois éternelle et très moderne de s'occuper de son bébé.

Vous trouverez aussi dans ce livre, sous une forme concrète et « décryptée », les informations les plus récentes sur l'allaitement, puisées dans des sources incontestées.

Vous y trouverez même de quoi clouer le bec à votre belle-mère quand elle assène ses certitudes !

Bonne lecture et bon allaitement !

Une Doula, pourquoi ?

Tout au long de ce livre vous trouverez, ici et là, « mes conseils de doula ». Mais qu'est-ce au juste qu'une doula ?

La doula est une femme, ni sage-femme, ni médecin, qui accompagne les futures mamans et les futurs papas dans l'aventure de la grossesse… mais aussi de l'allaitement. Elle a une formation spécifique.

Ce métier existe depuis les années 70 aux États-Unis et a émergé il y a une vingtaine d'années au Québec.

Ayant eu une formation d'accompagnante à la naissance par une école de Montréal et ayant suivi une formation américaine à distance ainsi qu'une formation spécifique en allaitement maternel auprès d'une association mondiale de promotion de l'allaitement, j'ai souhaité faire bénéficier les femmes enceintes et les nouvelles mères de mes services : préparation d'un plan de naissance, informations sur le portage, le maternage, comment se préparer à l'arrivée de Bébé et surtout comment bien démarrer l'allaitement pour vivre un allaitement sans embûches, bref, vivre un allaitement de rêve !

J'ai vécu à Londres et mon approche du métier de doula est très anglo-saxonne, c'est-à-dire orientée vers l'accompagnement des femmes à la carte et quand elles en éprouvent le besoin, que ce soit avant, pendant ou après la naissance. Il se trouve que cette approche est celle qui a fait ses preuves depuis des années dans de nombreux pays.

Le rôle de la doula pendant l'allaitement

Le soutien de la mère est une partie importante du travail de la doula : un soutien de mère à mère, le maternage de la maman. La période postnatale est souvent idéalisée, mais rarement idéale : Bébé ne passe pas son temps à gazouiller tranquillement, il pleure, prend parfois le sein avec difficulté et maman est parfois débordée : la doula va donner des conseils en maternage, en soins à apporter aux nouveau-nés. Tout ce qui concerne la maternité.

Elle est disponible par mail et par téléphone 24 h / 24 car il n'y a pas d'heure pour se poser des questions !

Elle apporte une aide concrète pour la mise au sein dès la naissance et encourage la mère : comment allaiter sans douleur ? Est-ce que le bébé reçoit assez de lait ?... tout ce que vous trouverez dans ce livre... en individualisé !

Mes bonnes adresses

www.madoula.fr

PARTIE 1

À savoir pendant votre grossesse

1 SAVOIR RÉPONDRE AUX IDÉES FAUSSES, AUX REMARQUES

Certaines personnes de votre entourage peuvent avoir des idées bien arrêtées sur la façon d'allaiter un bébé et ne se gêneront pas pour vous faire des remarques. En voici quelques-unes et les réponses qu'on vous souffle à l'oreille pour vous aider !

"Ton bébé ne boit pas assez !"

- Les premières semaines, votre bébé doit mouiller 5 à 6 couches d'urine (bien lourdes et remplies !) et 2 à 3 couches de selles… par 24 h !
- Un bébé qui boit suffisamment « prend » 450 g par mois ou 115 g à 200 g par semaine ! (Mais ce n'est qu'une moyenne et certains prennent beaucoup plus !)

"Tu devrais lui donner un biberon en plus !"

- L'introduction d'un biberon de complément donné trop tôt peut conduire à la « confusion sein / tétine » car le biberon coule tout seul, sans effort de la part de Bébé.

Il risque ensuite de rejeter le sein et compromettre l'allaitement !

"Tes seins sont trop petits !"

- Cela n'a rien à voir avec la capacité à produire du lait. Ce qui change d'une femme à l'autre c'est la capacité de stockage, et bébé va boire plus ou moins souvent en conséquence.

"Tu vas être fatiguée !"

- Ce n'est pas l'allaitement qui fatigue mais la grossesse, l'accouchement et le manque de sommeil de toute nouvelle maman : chute des hormones, réserves en fer diminuées par la grossesse...
- Pour éviter la fatigue, il suffit de se reposer la journée au rythme de Bébé.
- L'allaitement favorise la détente et l'endormissement. Même quand on allaite la nuit, on se rendort facilement.

"Tu ne produis pas assez de lait"

- Le manque de lait est rare. Les problèmes de surproduction sont nettement plus courants !
- Plus Bébé boit et vide le sein, plus la production de lait est réactivée. De toute façon, les bébés boivent en moyenne 75 % du lait disponible et sont repus.

"L'allaitement abîme les seins"

- Le galbe des seins souffre de brusques changements de volume au cours de la grossesse. Des exercices spécifiques aident à retrouver un beau galbe et de la tonicité à la fin de l'allaitement.

"Ton bébé est sans cesse au sein, il doit être affamé !"

- Il faut faire la distinction entre « être au sein » et « boire au sein » car l'allaitement, ce n'est pas qu'alimentaire ! Bébé a besoin du contact physique de sa mère et le sein le réconforte ! Endormir Bébé au sein est l'un des plaisirs de l'allaitement.

"Tu vas te faire réveiller la nuit !"

- Un nourrisson se réveille la nuit, qu'il soit au sein ou au biberon, car il n'a pas encore acquis le rythme jour / nuit.
- Un bébé qui dort la nuit peut parfois être un bébé qui ne reçoit pas assez de lait car il est somnolent : ce n'est pas forcement le signe d'un bébé repu !

"Il tète trop souvent !"

- Le volume de l'estomac d'un nouveau né est de 5 à 7millilitres : c'est donc normal qu'il mange souvent. De plus, des tétées fréquentes optimisent la mise en route de la lactation.
- Les signes d'une tétée efficace :
  - ses oreilles bougent
  - on l'entend avaler
  - quand il a apaisé sa faim, il tète moins vigoureusement.

2 JE SUIS MO-TI-VÉE

95 % des bébés sont allaités à la sortie de la maternité : voilà donc une motivation toute trouvée ! Sauf que... ce pourcentage concerne la Finlande et la Norvège. En France, la proportion tombe à 54 %, alors que vous êtes 75 % à vouloir allaiter votre bébé (chiffre de la Société française de pédiatrie). Alors, comment résister à l'appel du biberon ?

Les 4 clés pour prendre sa décision

1. La décision d'allaiter ne doit venir que de vous ! Ce n'est pas votre mère, belle-mère, meilleure amie qui doit décider. Sinon, c'est l'abandon assuré, accompagné de la culpabilisation de ne pas avoir réussi.
2. Il ne faut pas idéaliser l'allaitement. Les photos des magazines montrent les mamans allaitantes paisibles, le sourire aux lèvres, reposées avec un bébé au sein qui a l'air tout aussi serein : c'est un peu une image d'Épinal. Oui, vous avez le droit d'être stressée et tendue au début de l'allaitement.
3. Les bébés savent téter d'instinct. Certains ont besoin d'un peu d'entraînement pour bien prendre le sein, mais ils y arrivent, comme les autres jeunes mammifères !
4. Il vous reste toujours une porte de sortie : le biberon ! C'est écrit noir sur blanc sur toutes les boîtes de lait maternisé distribuées en maternité : « Le lait maternel est l'aliment idéal pour votre bébé, mais si vous ne pouvez pas ou ne voulez pas allaiter... »

Une motivation sur mesure

Pour la **maman écolo,** les bonnes raisons d'allaiter s'imposent d'elles-mêmes : que du naturel dans le lait maternel ! Et aussi... pas d'emballages pollueurs, de bouteilles en plastique, de boîtes de conserve.

La **maman économe** appréciera de ne pas avoir à acheter des bouteilles d'eau, des boîtes de lait infantile en poudre, un stérilisateur, des biberons... Des dizaines d'euros épargnées chaque mois.

La **maman marmotte** sera ravie de laisser téter Bébé sans avoir besoin de se lever !

Quant à la **maman débordée** elle aimera n'avoir rien à préparer ni à planifier ! Le lait est toujours prêt à servir, à bonne température n'importe où, n'importe quand.

Ce qui favorise l'abandon précoce

- Les biberons de complément proposés de façon systématique à la maternité.
- Une mise au sein tardive.
- Une maman découragée par son entourage.

Mon conseil de doula

Si vous voulez apporter tous les bienfaits du lait maternel à votre bébé sans pour autant lui donner le sein, vous pouvez essayer le « tire-allaitement » : tirer votre lait et le donner au biberon (voir réflexe 97). Sachez que cela demande du temps !

Paroles de mamans

Claire, 33 ans : « J'ai envie d'essayer ne serait-ce que par curiosité, pour savoir ce que l'on ressent. »

Maria, 29 ans : « Après un premier échec d'allaitement, j'ai encore plus envie que cela marche. »

3 RENCONTRER DES MAMANS À L'ALLAITEMENT RÉUSSI

On récapitule : « tenir Bébé à hauteur du sein », « Bébé doit avoir la bouche toute grande ouverte », « l'oreille, l'épaule et la hanche de Bébé forment une ligne ». Ah oui, j'oubliais : « approcher le menton de Bébé en premier ». J'ai bien lu toutes les étapes de la mise au sein... pourquoi je n'y arrive pas ?

Comme souvent, la réalité est plus difficile que la théorie, alors la première chose à faire, c'est de regarder un bébé prendre le sein de sa mère. Encore faut-il pouvoir rencontrer des mamans allaitantes, et on ne sait pas toujours à qui s'adresser pour les trouver...

Les 2 clés pour trouver des mamans qui allaitent

1. Les associations de promotion de l'allaitement maternel organisent des réunions mensuelles dans toute la France. Il y en a sûrement une près de chez vous. Le principe : faire se rencontrer des mamans qui allaitent depuis un certain temps, des femmes enceintes qui se renseignent sur l'allaitement et les mères qui connaissent des difficultés de démarrage. Tout cela dans un climat d'écoute où les mères apprennent à trouver les réponses à leurs difficultés par elles-mêmes et par l'écoute de leur bébé. Souvent ces réunions durent deux heures et sont suivies d'un goûter ou d'un déjeuner.
   Les réunions sont encadrées par des bénévoles qui ont reçu une formation de base en allaitement et en relation d'aide. Ces volontaires savent repérer quand un allaitement est problématique et orienter vers une aide médicale au besoin.
2. Constituer son propre réseau : gardez contact avec les mamans rencontrées lors des cours de préparation à l'accouchement. Vous vivrez les mêmes choses au même moment lors de l'allaitement de vos bébés. Peut-être même, au passage, allez-vous vous faire de nouvelles amies.

Mes bonnes adresses

- La Leche League (LLL) : 01 39 58 45 84 (répondeur national qui vous donne l'écoutante de permanence).
- Solidarilait : 01 40 44 70 70 (répondeur national sur le même principe que LLL).
- www.info-allaitement.net pour poser vos questions en ligne.

Mon conseil de doula

Le bébé allaité n'aura plus de secret pour vous : un bébé ne prend pas le sein que pour se nourrir, un bébé au sein digère plus vite qu'un bébé au biberon, on peut très facilement allaiter couchée… bref, vous apprendrez plein de choses et vous ne vous sentirez plus isolée avec l'allaitement !

PAROLES DE MAMAN

Marilyne, 36 ans : « Je suis venue à une réunion juste en sortant de la maternité car ma fille prenait 4 biberons de complément et j'avais peur de rater mon allaitement. Une maman m'a conseillé de donner les biberons après une tétée. J'ai pu remplacer tous les biberons par des tétées et maintenant j'allaite encore ma fille qui a 6 mois ! »

4 JE COMPRENDS LE MÉCANISME DE LA LACTATION

Comment se fabrique le lait maternel ?

À la naissance, l'expulsion du placenta est suivie de la chute du taux de progestérone et fait débuter la fabrication du lait, suivie de la montée laiteuse du 3ᵉ ou 4ᵉ jour.

Pour la production et l'éjection du lait, deux hormones sont principalement sollicitées : la prolactine, qui en permet la fabrication, et l'ocytocine, qui éjecte le lait dans la bouche du bébé !

Une bonne prise du sein par le bébé est donc cruciale :

elle permet non seulement que le lait arrive jusqu'au bébé, mais aussi qu'il soit produit en quantité suffisante !

La prolactine permet une production continuelle du lait… même la nuit. C'est pour cela qu'il faut faire téter Bébé à la demande ! En effet, plus le sein est vidé, plus il va se remplir à nouveau.

L'autre hormone, l'ocytocine, est responsable de l'éjection du lait et elle est très sensible aux émotions de la mère : les pleurs de Bébé peuvent déclencher l'éjection impromptue du lait, tout comme le fait que maman pense à Bébé !

Les 10 clés pour comprendre la lactation

1. L'organisme se prépare à la lactation pendant la grossesse sous l'effet d'hormones. Dès le milieu de la gestation, les seins sont prêts pour l'allaitement et le colostrum (le premier lait) est fabriqué !
2. La loi de l'offre et de la demande ! Le lait est fabriqué continuellement puis stocké dans les seins jusqu'à l'éjection, déclenchée par la succion de Bébé.
3. C'est la succion du mamelon qui provoque les sécrétions hormonales permettant de fabriquer le lait mais aussi de l'éjecter !
4. Le calibrage des besoins de Bébé a lieu les premières semaines : attention aux engorgements, à une mauvaise prise du sein… pour ne pas perturber la lactation.
5. C'est Bébé qui commande ! Il va réguler ses besoins et la production de lait va se faire en fonction de lui.

…/

Les 10 clés pour comprendre la lactation (suite)

6. Les premières semaines vous apprendront quel type de gourmand il est : certains sont des gros mangeurs, quatre fois par jour, d'autres préfèrent les petites collations fréquentes.
7. 5 à 6 couches mouillées d'urine et au moins 3 couches de selles par 24 heures vous confirmeront que Bébé prend assez de lait. Pour être plus précis encore, Bébé est censé grossir en moyenne d'un gramme par heure. Les premières semaines, pesez votre bébé une fois par semaine pour vérifier que l'allaitement se passe bien.
8. Ne fixez pas d'intervalles entre les tétées ni leur durée.
9. Une maman allaitante produit 750 ml de lait maternel par 24 heures et cela demande 500 calories supplémentaires. Elle doit donc consommer environ 2700 calories dans son régime quotidien.
10. Une bonne mise au sein :
    - Bébé a une grande bouchée de sein en prenant l'aréole et pas seulement le mamelon ;
    - on voit ses petites oreilles bouger ;
    - on le voit déglutir.

Pas toutes égales !

La capacité de stockage dans les seins varie d'une mère à l'autre (80 à 600 ml). C'est pour cela qu'un bébé peut avoir assez de lait en tétant 4 fois par 24 h (c'est quand même rare), et qu'un autre doit téter 12 fois par jour, bien que tous les deux grandissent normalement ! On estime que Bébé avale environ les ¾ du lait présent dans les seins.

Mon conseil de doula

Ne vous stressez pas à cause de votre alimentation : les premiers temps une jeune mère est débordée et ne pense pas vraiment à elle. Mais la production de lait n'a aucun rapport avec ses apports caloriques ou les liquides qu'elle absorbe !

5 CHOISIR LES BONNES LECTURES, LES BONS CONSEILS ET OUBLIER LES AUTRES !

Votre meilleur conseiller en allaitement ? Bébé ! Eh oui, qui sait mieux que votre enfant ce qu'il lui faut ? Vous allez très vite reconnaître les signes de faim et de sommeil de votre bébé : il suffit de l'observer. Et vous trouverez les réponses à vos interrogations par vous-même.

Mais pour vous permettre de faire des choix éclairés, il faut savoir où trouver l'information concernant les questions telles que : comment se reposer tout en allaitant ? Puis-je tirer mon lait ? Bébé boit-il assez ? Comment doit-il prendre le sein ?

Autour de vous

Avant votre accouchement, allez à des réunions sur l'allaitement organisées par des associations de promotion de l'allaitement : on y trouve des informations mais surtout du soutien sans être jugée et on y rencontre d'autres mamans. Non, vous n'êtes pas la seule à connaître des soucis d'allaitement, la seule à mal vous y prendre !

Choisissez le livre sur l'allaitement qui vous correspond le mieux et tirez-en ce qui vous plaît !

Écoutez les avis des personnes qui vous en donnent, mais ne les appliquez pas s'ils vous semblent contraires au bon sens.

Les 5 clés pour s'informer zen

1. Les conseils donnés à la maternité sont parfois contradictoires.
2. Les livres sur l'allaitement… aussi car ce n'est pas une science exacte !
3. Chercher par soi-même les réponses qui vous conviennent à vous et Bébé.
4. Prendre les conseils comme des informations et non pas comme des ordres !
5. Faire confiance à votre bébé.

Les pros

Votre médecin généraliste ou votre pédiatre est là pour vous conseiller, n'hésitez pas à vous adresser à lui.

- Il vous aidera le plus souvent à continuer l'allaitement si vous êtes malade.
- Il cherchera des médicaments compatibles avec l'allaitement (il y en a beaucoup, y compris des antibiotiques !).
- Il vous conseillera pour introduire des biberons de complément une fois l'allaitement bien installé.
- Il vous informera sur les différences entre l'allaitement au sein et au biberon !

- Il vous aidera à allaiter votre bébé s'il est malade, hospitalisé, prématuré…

Vous pouvez également vous adresser à un consultant en lactation IBCLC (International Board Certified Lactation Consultant) si un problème vous semble insoluble !

Quand un vrai souci d'allaitement apparaît : Bébé ne prend pas assez de poids, il régurgite beaucoup, il est somnolent. Un spécialiste de la conduite de l'allaitement vous aidera. Il y en a dans toute la France.

Mes bonnes adresses

www.consultantenlactation.com

Paroles de mamans

Sarah, maman de 3 enfants, 35 ans : « À la maternité, la surveillante de l'étage me disait que mon bébé était trop stressé et qu'il ne devait pas boire assez car ses poings étaient fermés. Heureusement que ce n'était pas mon premier et que je savais que les bébés ont souvent cette attitude ! »

Marianne, 23 ans : « À la maternité on réveillait mon bébé pour lui donner son bain. Maintenant je sais que je ne dois plus le faire car c'est son rythme : il dort le matin et le bain attendra le soir ! »

6 HYDRATER LES SEINS PENDANT LA GROSSESSE… ET AUTRES PRÉPARATIONS FACULTATIVES

La préparation des mamelons n'est plus considérée comme primordiale. Car pour éviter les petits soucis comme les crevasses et autres gerçures, une seule règle s'impose vraiment : une bonne mise au sein.

Pourtant, de nombreuses mères qui ont connu des difficultés au début d'un allaitement précédent ne jurent que par les bienfaits d'une crème hydratante appliquée en fin de grossesse et les premiers temps de l'allaitement.

Pourquoi ? Parce que le vrai réflexe, la vraie préparation, ce n'est pas celle des mamelons, c'est dans la tête !

Cela peut vous aider de mettre une petite crème, de vous renseigner sur les rythmes du bébé, de voir un bébé prendre le sein, de faire des légers massages… alors faites-le ! À vous de choisir la préparation qui vous correspond !

Les 5 clés pour vous faire du bien

1. Une petite crème miraculeuse qui permet de penser à soi et d'avoir son petit rituel : la crème à base de lanoline pure de la marque Lansinoh, à utiliser les dernières semaines de la grossesse et au début de l'allaitement.
2. Un savon sans savon pour ne pas dessécher la peau ou même de l'eau claire ! (Les glandes de Montgomery de l'aréole sécrètent une substance qui lubrifie et nettoie le mamelon.)

.../

Les 5 clés pour vous faire du bien (suite)

3. Un massage léger des seins pour se sentir à l'aise avec son corps et anticiper un peu l'allaitement : tenir le sein des deux mains en plaçant les pouces au dessus ; avancer les mains vers le mamelon en serrant légèrement les doigts contre les pouces. Passez à l'autre sein…
4. La meilleure façon d'appréhender l'allaitement est de vous informer au cours de votre grossesse (soutien de mère à mère, consultante en lactation, doula, médecin qui soutient l'allaitement…). Nous développons les ressources de l'allaitement maternel au réflexe suivant !
5. Préparer les mamelons plats ou invaginés ? Il n'y a rien à faire de spécifique mais soyez vigilante lors de la mise au sein : Bébé doit bien saisir le sein et téter efficacement.

Paroles de maman

Amandine, 34 ans : « Cela fait 5 mois que j'allaite mon deuxième garçon et j'ai beaucoup utilisé Lansinoh de façon systématique les premiers jours de l'allaitement car j'avais peur d'avoir mal. Maintenant je l'utilise de temps en temps quand j'ai l'impression que mes mamelons sont un peu secs. C'est plus agréable d'allaiter avec la crème à ces moments-là. »

7 NE PAS CULPABILISER : QUE L'ON ALLAITE 3 JOURS OU 3 ANS

L'OMS (Organisation mondiale de la santé) recommande six mois d'allaitement exclusif mais que vous allaitiez longtemps ou pas, sachez que c'est positif pour votre bébé dans tous les cas.

Le lait maternel est l'aliment idéal car il est adapté aux besoins spécifiques de chaque âge du bébé. D'abord le colostrum, puis le lait de transition et enfin le lait mature répondent à tous les besoins de Bébé : protéines, glucides... et plein d'autres bonnes choses comme les anticorps !

Le lait d'une mère qui allaite son bébé de 15 mois est encore plus riche que celui qu'elle produisait lorsque Bébé avait 3 mois ! En grandissant, Bébé tète moins, mais le lait est plus concentré en anticorps et il en reçoit autant qu'aux débuts de l'allaitement.

Le lait change en cours de tétée, tout au long de la période d'allaitement... mais une seule chose est sûre : dans le lait il y a tout ce qu'il faut pour le protéger des infections : rhumes, otites, bronchites.

De plus, le lait n'a jamais le même goût. Une étude canadienne affirme même que plus une mère consomme certains fruits ou légumes pendant l'allaitement, mieux ils seront acceptés par l'enfant lors de la diversification ! Cela marcherait pour les pêches, les carottes mais pas pour les fèves vertes ! L'allaitement ne peut pas être la clé de tout !

Le lait des premiers jours...

C'est le colostrum : de l'or liquide du 1er au 4e jour (parfois jusqu'au 5e). Il est sécrété dès la naissance, arbore une couleur jaune et sa consistance est plutôt épaisse. Il a des propriétés anti-infectieuses. Il est très nourrissant et facile à digérer.

C'est un concentré d'anticorps, un véritable bouclier contre les microbes et en particulier les infections intestinales.

Il est bourré de vitamines, surtout la vitamine B12, nécessaire pour le développement du système nerveux ; mais aussi d'oligo-éléments comme le zinc, le cuivre...

Le lait, un aliment qui évolue...

Le lait maternel évolue **en cours de tétée**. Riche en eau et en lactose au début pour étancher la soif de Bébé, il s'épaissit et s'enrichit en graisses tout au long de la tétée. Mais il est aussi plus riche en lipides le matin !

Il change de goût selon l'alimentation de la mère et a une saveur plus sucrée que le lait infantile 1er âge.

Le lait maternel évolue **avec l'âge du bébé**, sa composition change en même temps que Bébé grandit !

Le colostrum du début est bourré d'anticorps, qui aident Bébé à évacuer le méconium (matières accumulées pendant la grossesse) et vont aussi tapisser son tube digestif. Vient ensuite le lait de transition et enfin le lait maternel « mature » translucide, un peu bleuté.

Composition du lait maternel

- 85 % d'eau.
- La teneur en protéines (entre 8 et 12 g / l) est parfaitement adaptée aux besoins du nourrisson car elles sont très bien absorbées.
- Les lipides (35 g / l) sont plus digestes (digestibilité de 95 % contre 80 % pour le lait de vache).
- Richesse en cholestérol qui joue un rôle dans le développement cérébral.
- Du *Bifidobacterium bifidum* qui joue un rôle dans la prévention des infections digestives. .../

- Des sels minéraux : calcium, magnésium, phosphore, fer, zinc qui ont une meilleure biodisponibilité et sont donc mieux assimilés.
- Des vitamines : A, B, C, D, E. La composition en vitamines peut changer selon les variations de l'alimentation maternelle. Surtout pour la vitamine A et les vitamines du groupe B.

La petite histoire...

Des enfants australiens de 2 ans encore allaités affirment que c'est « aussi bon que le chocolat », et même « meilleur que la crème glacée ! ». (Étude australienne)

La durée réelle de l'allaitement (Institut des mamans)	
Moins d'1 mois :	14,81 %
1 – 3 mois :	28,62 %
3 – 6 mois :	31,31 %
6 mois – 1 an :	22,56 %
Plus d'1 an :	2,69 %

8 JE CHOISIS DES VÊTEMENTS ADAPTÉS À L'ALLAITEMENT

Vous avez déjà l'essentiel : les seins et un bébé qui a le réflexe de succion. Il vous faut maintenant des vêtements qui vont vous aider à vous sentir bien et belle !

Le plus important, c'est un bon soutien-gorge d'allaitement mais aussi une garde-robe adaptée. Il n'est ni agréable ni pratique de se retrouver le ventre ou le dos à l'air pour allaiter ou de découvrir complètement sa poitrine pour mettre Bébé au sein.

Voici donc tous les réflexes pour bien choisir son soutien-gorge, se constituer une garde-robe spécifique mais aussi adapter ce qu'on a dans ses penderies à cette nouvelle vie de « mère allaitante »...

Le soutien-gorge d'allaitement

Le soutien-gorge d'allaitement se choisit à la fin du 8ᵉ mois de grossesse, car c'est le moment où seule la profondeur du bonnet va encore changer. Si vous portiez un 95 C en fin de grossesse, achetez un 95 D !

Certaines marques proposent des modèles à bonnets ajustables, car la montée de lait peut vous faire prendre un bonnet supplémentaire, que vous reperdrez les jours suivants.

Vous pouvez « customiser » un soutien-gorge ordinaire en décousant les bretelles et en installant un petit crochet pour le rendre pratique.

Mes bonnes adresses

Des marques proposent des soutiens-gorge d'allaitement qui ne ressemblent pas forcément à une punition.

- www.madeinfemmes.fr
- www.sibellia.fr

Mais aussi pour les petits prix :

- www.kiabi.fr

La garde-robe d'allaitement

Pour le reste de la garde-robe, prenez le temps de réfléchir car les vêtements spécialement conçus pour l'allaitement sont relativement chers (sauf les pyjamas et les nuisettes).

N'investissez pas trop si vous pensez allaiter peu de temps. Les premiers temps, on sort très peu avec Bébé dans des soirées mondaines. Si le mariage de votre frère, prévu depuis un an, est dans un mois, vous aurez la possibilité de trouver une belle robe adaptée !

D'ici là, empruntez un grand tee-shirt ou une chemise au papa sous lesquels vous mettrez un petit top. Évitez les cols roulés et préférez les coupes plutôt décolletées.

Les premiers temps de la lactation, il y a des « petits accidents » et le lait déborde souvent : il va falloir préparer des piles de tee-shirts pour se changer souvent !

Les 3 clés pour les vêtements d'allaitement

1. Ils ont une ouverture « invisible » au niveau de la poitrine soit horizontale, soit verticale selon les modèles.
2. Ils permettent de rester au chaud tout en allaitant Bébé car rien ne découvre votre ventre.
3. Ils permettent d'allaiter discrètement en public.

Mes bonnes adresses

Une garde-robe spéciale pour les fashion-victimes, les frileuses ou les pudiques ! Pour les parisiennes, un joli petit magasin vous propose des vêtements adaptés qui restent à la pointe de la mode mais rassurez-vous, les livraisons se font dans toute la France : www.mammafashion.com

- Les Anglo-Saxons proposent beaucoup de choses en ligne mais ils ne livrent pas nos contrées continentales ! Une exception : www.mamanana.com, surtout pour leurs robes !

L'écharpe de portage

Mettez-vous au portage (voir aussi réflexe 19) ! Bébé est bien au chaud contre sa maman et il peut téter à la demande. Cela vous demandera un peu d'entraînement pour bien positionner Bébé mais ensuite c'est très pratique !

Mes bonnes adresses

- www.storchenwiege.fr pour télécharger le mode d'emploi de l'écharpe
- www.ergobaby.eu pour allaiter et porter bébé... sans écharpe à nouer !

9 MA « SHOPPING-LIST » D'ALLAITEMENT

L'équipement de base pour commencer

- Deux soutiens-gorge d'allaitement.
- Des coussinets d'allaitement jetables en coton sans protection imperméable ou lavables.
- Un tire-lait manuel (pour s'organiser une soirée en amoureux au resto !).

- Un coussin d'allaitement pour allaiter confortablement.
- La crème Lansinoh pour éviter les crevasses.
- Un biberon pour lui donner votre lait en cas d'absence ou une tasse à bec.
- Une écharpe de portage ou un porte-bébé permettant d'allaiter Bébé et de le calmer tout en faisant autre chose...
- Quelques jolis vêtements conçus pour l'allaitement.
- Un petit tabouret pour soulager vos jambes.

Pas vraiment indispensables...

- Les crèmes et onguents à enlever avant de faire téter.
- Les « bouts de seins » appelés aussi téterelles en caoutchouc ou silicone pour protéger les mamelons en cas de crevasses ou aider un bébé qui n'arrive pas à bien téter.
- Des « coupelles d'allaitement » pour protéger les mamelons en cas de crevasses ou gerçures. Vous risquez de favoriser les engorgements ou les problèmes de canaux lactifères bouchés !

Mes conseils de doula

- Ayez dans vos placards des aliments favorisant la lactation (en cas de baisse de lait) : tisanes de fenouil... et du Galactogyl®.
- Quand l'allaitement se prolonge, louez un tire-lait double-pompage si vous voulez continuer l'allaitement tout en retravaillant : vous gagnerez du temps et de l'énergie !

PARTIE 2

Bien démarrer l'allaitement : les premiers jours avec Bébé

10 FAIRE RESPECTER SON CHOIX À LA MATERNITÉ

Si vous avez vraiment beaucoup de chance ou que vous avez réfléchi très en amont à l'allaitement, vous avez peut-être choisi d'accoucher dans l'un des 5 hôpitaux officiellement « Amis des bébés » de France !

Les maternités « Amies des bébés » en France

- Maternité du CH Lons-le-Saunier (Jura)
- Maternité du CH de Cognac (Charente)
- Hôpital de St-Affrique (Aveyron)
- Maternité de Mont-de-Marsan (Landes)
- Maternité du CH d'Arcachon (Gironde)

Si vous accouchez dans l'un de ces endroits, laissez-vous guider et chouchouter !

Mais rassurez-vous, vous pouvez bien démarrer votre allaitement à la maternité quelle qu'elle soit en faisant attention à quelques principes !

Renseignez-vous auprès de votre sage-femme sur la politique d'allaitement de votre maternité avant le jour J pour savoir à quoi vous attendre et comment vous adapter en faisant respecter votre choix.

Un label allaitement pour les maternités

L'OMS / Unicef ont posé 10 conditions à remplir par les maternités pour devenir des centres de soutien à l'allaitement maternel (initiative lancée en 1991) :

1. adopter une politique d'allaitement maternel par écrit ;
2. donner à tous les membres du personnel soignant les compétences pour appliquer cette charte ;
3. fournir à toutes les femmes enceintes des renseignements sur les avantages et la prise en charge de l'allaitement ;
4. aider les mères à commencer l'allaitement dans la demi-heure qui suit la naissance ;
5. indiquer aux mères comment pratiquer l'allaitement au sein et conserver une réserve de lait maternel quand elles ne sont pas avec leur bébé ;
6. ne donner aux nouveau-nés aucun aliment, aucune boisson autre que le lait maternel, sauf indication médicale ;
7. laisser l'enfant avec sa mère 24 heures / 24 ;
8. encourager l'allaitement à la demande ;
9. ne pas donner de tétine artificielle au bébé allaité ;
10. contribuer à la création de groupes de soutien à l'allaitement et aider les mères à y avoir accès lorsqu'elles sortent de la maternité.

Notre avis : à vous de vous faire votre opinion sur la maternité où vous accouchez. Essayez de vous servir de ces conditions pour lui attribuer une note de 0 à 10 !

« Pense-pas-bête »

Pensez à poser les questions les plus cruciales lors de vos cours de préparation à l'accouchement :

- À quel moment met-on Bébé au sein la première fois ?
- Met-on Bébé à la nurserie la nuit ?
- Donne-t-on systématiquement des biberons de complément ? Quoi qu'il en soit, c'est vous qui déciderez pour votre bébé : faites-vous confiance !
- Indiquez votre façon d'appréhender l'allaitement dans un « plan de naissance » pour en parler et vous préparer.

Prévoyez un petit mémo *« À L'AIDE ! »* que vous garderez à portée de main, sur lequel vous aurez noté les numéros de téléphone :

- d'une amie qui a réussi son allaitement ;
- de l'association de promotion de l'allaitement proche de chez vous ;
- de votre médecin ;
- d'un consultant en lactation.

Vous serez ainsi plus confiante et écoutée par les bonnes personnes au besoin.

11 TÉTER SANS TARDER POUR PROFITER DU RÉFLEXE DE SUCCION

Aider les mères à commencer l'allaitement dans la demi-heure qui suit l'accouchement est l'une des dix conditions d'un allaitement réussi d'après l'OMS / Unicef (1989).

L'OMS (Organisation mondiale de la santé, organisme dépendant des Nations-Unies) recommande même de mettre Bébé au sein dans le quart d'heure qui suit la naissance, c'est-à-dire au moment où le réflexe de succion est le plus fort. Les bébés savent téter d'instinct. Encore faut-il qu'on leur présente le sein de leur mère !

On désigne comme « mise au sein précoce » un allaitement qui a débuté dans les deux heures après l'accouchement. Mais Bébé peut vouloir prendre son temps : certains vont se diriger vers le sein à peine sortis du ventre de leur mère, d'autres vont avoir besoin d'un peu d'entraînement... comme leur maman. Et puis, il y a les situations particulières : césarienne, bébé prématuré. Cela ne veut pas dire que l'allaitement ne se fera pas correctement !

Le Dr Gro Nylander, une Norvégienne, décrit bien comment l'allaitement démarre naturellement (la Norvège est un pays où 98 % des bébés sont allaités à la naissance) : « Tous les bébés nés à terme, en bonne santé sont placés sur le ventre de leur mère, à proximité des seins. Le bébé peut pleurer, avoir quelques petits problèmes respiratoires ou avoir besoin de se reposer. Mais, après un moment de repos de quelques minutes à une ou deux heures au maximum, il va faire preuve d'un intérêt particulier pour le visage de sa mère – surtout ses yeux – et pour le sein et le mamelon. Il commencera à faire des grimaces avec sa bouche puis il va ramper, d'abord en remuant les hanches et les jambes, puis en remuant les bras, dans le but de se hisser vers les seins. Il va porter sa main à sa bouche. Il va étendre et replier les bras et essayer d'agripper tout ce qui lui passera sous la main, souvent le mamelon s'il le peut. » (Intervention au colloque de la Journée mondiale de l'allaitement, mars 2007.)

Les bienfaits d'une mise au sein rapide

Pour la maman :

- La montée laiteuse va se faire rapidement.
- La succion va déclencher les contractions de l'utérus qui reprendra sa taille initiale plus facilement.
- Les mères qui commencent rapidement l'allaitement ont moins de problèmes pour le poursuivre.

Pour le bébé :

- Il retrouve l'odeur et la chaleur de sa mère.
- Il va consommer le précieux colostrum et évacuer le méconium.
- Il va chercher le sein tout seul.

Mon conseil de doula

Si la naissance se passe sans complications, priorité à la mise au sein : le bain et la pesée peuvent attendre !

12 BÉBÉ EST À LA HAUTEUR

Pour bien prendre le sein, Bébé doit être à la hauteur... du sein ! Cela semble logique, mais dans la réalité c'est parfois difficile à obtenir de la part d'un nouveau-né.

Voici les clés d'une bonne mise au sein. Avec un peu de pratique cela se fera très naturellement. Votre bébé deviendra un expert qui tétera dans toutes les positions !

Pour l'instant, une bonne position est essentielle pour bien démarrer l'allaitement, prévenir les douleurs aux mamelons et pour que Bébé prenne du lait en quantité suffisante.

Les 10 clés d'une bonne mise au sein de Bébé

1. Vous êtes confortablement installée.
2. Vous ne devez pas vous pencher vers votre bébé.
3. Le corps tout entier de Bébé doit être tourné vers le sein : vous êtes ventre contre ventre et ses genoux sont contre vous.
4. Oreille, épaule et hanche de votre enfant sont donc alignés dans un axe droit.
5. Placez un oreiller sur vos genoux ou un coussin d'allaitement pour que Bébé soit à la bonne hauteur.
6. Présentez le sein à Bébé : mettez votre main en « U » ou en « C » sous le sein sans le soulever, et placez le pouce face au nez de Bébé au-dessus de l'aréole.
7. Bébé doit ouvrir sa bouche le plus possible : effleurez sa lèvre inférieure puis éloignez-le du sein très vite, parlez-lui doucement : la bouche est bien ouverte...
8. Approchez-le du sein, le menton en premier, la bouche étant placée sous l'aréole

.../

Les 10 clés d'une bonne mise au sein de Bébé (suite)

9. Bébé va prendre une grosse « bouchée de sein » : il va happer une grande partie de l'aréole en plus du mamelon.
10. Bientôt, Bébé et maman sauront comment faire… sans même y penser !

Vérifiez que Bébé ne fait pas face au plafond avec la tête tournée vers le sein : cela arrive souvent et provoque des douleurs aux mamelons ! Ne présentez jamais le sein de force à Bébé en lui tenant la tête, elle doit juste être soutenue. Sinon, il va pleurer ! Vous ne devez ressentir aucune douleur. Il va se déplacer et chercher le mamelon d'instinct les deux premières heures, c'est le réflexe de fouissement. Il va s'entraîner tout seul !

Observez les signes d'une tétée efficace (voir Mon conseil de doula ci-après). Il est plus facile de vérifier que Bébé prend bien le sein quand il a commencé à téter ! Ses lèvres doivent être retroussées et sa langue en gouttière sous le téton.

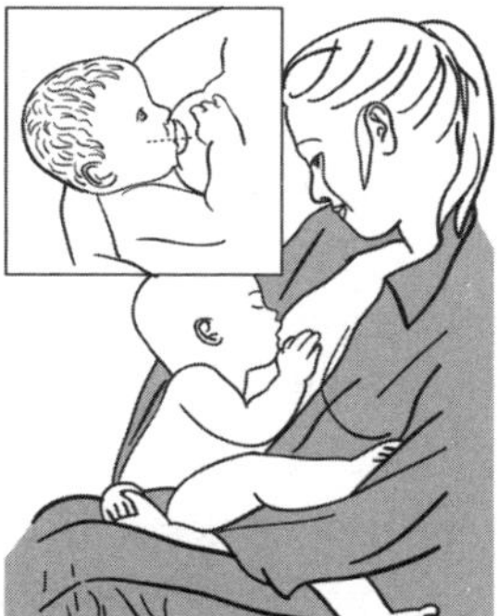

Mon conseil de doula

Les signes d'une tété efficace ? Les oreilles et la mâchoire de Bébé bougent, son menton et son nez sont collés au sein, il a ses mains de chaque côté du sein et s'accroche à sa maman, ses lèvres sont retroussées et il déglutit régulièrement.

13 JE RECONNAIS « LA MONTÉE DE LAIT »

La montée laiteuse est un moment délicat… on l'appelle aussi « engorgement ». C'est pourquoi nous consacrons le réflexe 47 à ce qui peut devenir un problème pour les mamans.

Pour vivre cette phase de transition – entre le colostrum produit à la naissance et le lait proprement dit – sans souci, voici les petits conseils pour bien comprendre la montée de lait et ne pas la transformer en engorgement pathologique. Eh oui, la montée de lait est un engorgement physiologique normal qui intervient entre le 2e et le 4e jour après la naissance.

Les signes annonciateurs

- Les seins sont lourds, pleins et sensibles : vous avez l'impression qu'ils vont éclater.
- La poitrine peut doubler de volume : la peau se tend et les veines sont très apparentes.
- C'est la mise au sein précoce et les tétées fréquentes qui vont déclencher la montée laiteuse.

- C'est une période où le corps produit un trop-plein de lait car c'est le bébé qui va donner la cadence de production adaptée à ses besoins.
- Au même moment, vous pouvez ressentir le baby blues des mamans.

Les 5 clés pour favoriser la montée laiteuse et éviter l'engorgement pathologique

1. Détendez-vous, reposez-vous : la sécrétion lactée augmentera plus vite !
2. Au besoin si Bébé ne prend pas assez souvent le sein, tirez votre lait pour stimuler la lactation.
3. Mettez Bébé au sein le plus souvent possible.
4. Donnez les deux seins à chaque tétée.
5. Demandez de l'aide à votre entourage.

C'est normal

- Cette sensation d'inconfort va passer en 48 heures.
- Vos seins vont couler entre les tétées.
- Allaiter donne soif : ayez toujours près de vous une petite bouteille d'eau.

Aromathérapie spécial Allaitement !

Un mélange d'huiles essentielles et d'huiles végétales (fenouil, basilic, niaouli entre autres) vendu sous le nom « allaitement harmonieux » dans les magasins bio est à prendre matin et soir avant les repas. Demandez toujours conseil à votre médecin avant d'avaler ces gouttes ou d'autres, car elles passent dans le lait maternel, comme tout ce que vous allez avaler !

Mon conseil de doula

Vous allez sans doute être stressée face aux débuts de l'allaitement, avoir peur que Bébé ne boive pas assez de lait... Essayez de vous dire que tout cela est normal car un stress trop intense peut perturber votre lactation.

14 UN BÉBÉ AU SEIN NE BOIT JAMAIS TROP

« Ton bébé est sans cesse accroché à ton sein. » « Tu lui donnes trop souvent. » « Il n'a pas le temps de digérer. »... Et j'en passe !

Alors rappelez-vous : un bébé tète le sein de sa mère pour se nourrir mais aussi pour se faire câliner, se rassurer, se faire consoler... s'endormir. Un bébé au sein ne boit pas des litres de lait. Vous avez peut-être une capacité de stockage réduite, et c'est pour cela que Bébé doit boire souvent pour avoir sa ration quotidienne alors que d'autres bébés obtiendront beaucoup de lait lors d'une seule grande tétée.

Production moyenne de lait (grammes / jour) en fonction de l'âge de l'enfant

Allaitement exclusif	0-2 mois	3-5 mois	6-8 mois	9-11 mois
	710	787	803	900
Allaitement partiel	640	687	592	436

Source : Brown, 1998.

Les 7 clés pour vous rassurer

1. Les courbes de croissance indiquées dans les carnets de santé sont en-dessous de celles de l'OMS. Elles sont basées sur l'alimentation au biberon !
2. Une femme peut produire beaucoup de lait mais il y a des limites quand même : c'est la loi de l'offre et de la demande !
3. Un bébé ne tète pas seulement pour avoir du lait...
4. L'allaitement ne favorise pas l'obésité du bébé ; c'est plutôt le contraire.
5. Une des règles de l'allaitement réussi : l'allaitement à la demande.
6. Le lait maternel se digère très vite (entre 20 et 40 minutes contre 2 à 3 heures pour le lait maternisé).
7. Quand Bébé tète quelques minutes, il ne se produit pas forcément le réflexe d'éjection du lait : Bébé s'endort juste au sein, cherche du réconfort !

À savoir

- Les mères de jumeaux vont produire le double de lait.
- La valeur calorique moyenne par tétée est de 67 Kcal.
- La plupart des études attestent d'une augmentation du risque d'obésité pendant l'enfance et l'adolescence en l'absence d'allaitement maternel et une prévalence d'obésité plus faible chez les enfants nourris au sein *(source : Allaitement maternel, les bénéfices pour la santé de l'enfant et de la mère, Société française de pédiatrie).*

15 OUBLIEZ VOTRE MONTRE : ALLAITEZ À LA DEMANDE

Vous avez sans doute entendu, ou vous allez entendre, des phrases telles que : « Allaitez toutes les 3 heures », « Laissez votre bébé digérer, il faut espacer les tétées ». De nombreuses maternités tiennent ces propos !

Mais vous, posez-vous la question suivante : « Vous mangez ou buvez combien de fois par jour ? » Et faites une petite liste. Cela donnera quelque chose comme… le petit déj' à la maison, la pause-café au bureau avec le petit noir sucré, la pomme de 10 h, le déjeuner, le chewing-gum pour vous détendre, l'apéritif, le dîner, le carré de chocolat devant le film du soir !

Une règle primordiale pour un allaitement réussi : rangez votre montre au fond d'un tiroir et oubliez la notion du temps pour vous caler sur « l'horloge… bébé » !

Les 6 clés du « vrai » allaitement à la demande

1. Il n'y a pas un nombre de tétées maximum par jour à imposer au bébé : certains vont téter 12 fois par 24 heures.
2. Les bébés allaités n'ont pas le rythme de ceux au biberon : pas d'horaires à respecter !
3. C'est le principe de l'offre et de la demande : plus Bébé tète, plus maman produit.

…/

Les 6 clés du « vrai » allaitement à la demande (suite)

4. C'est Bébé qui impose son rythme : certains tètent beaucoup la nuit, d'autres font des tétées « groupées » le soir…
5. Il n'y a pas besoin de laisser digérer Bébé, grâce à la digestion express de l'allaitement maternel !
6. Tant que l'allaitement est exclusif, ne donnez pas d'eau entre les tétées pour le faire « patienter » : cela peut perturber votre lactation.

À savoir

- Bébé va plus que doubler son poids en 6 mois (et c'est grâce au lait ingéré !).
- Le lait maternel se digère en 20 ou 40 minutes contre 2 à 3 heures pour le lait 1er âge en poudre.
- D'après l'Australien Peter Hartman, les capacités de stockage du lait varient d'une femme à l'autre de même que la rapidité de fabrication.
- L'allaitement, ce n'est pas que pour nourrir Bébé : le sein permet de soulager une douleur, d'endormir Bébé… de le calmer. Pour en savoir plus, rendez-vous au réflexe 88 !

Paroles de maman

Mélanie, 34 ans : « Pour une fois je vais vous parler de moi et de mon petit Hippolyte qui a fait beaucoup d'envieuses parmi les autres mamans allaitantes que j'ai rencontrées. En effet, les premières semaines, les tétées ne duraient vraiment que 5 minutes et il était repu pour deux heures ! Mais certains bébés prennent du poids correctement avec seulement 4 tétées par 24 heures ! À la maternité on vous demande d'écrire l'heure à laquelle vous avez donné le sein, combien de temps; alors que vous êtes épuisée, que vous n'avez pas la notion du temps... Ne vous inquiétez pas, c'est Bébé qui vous dira quand il voudra téter et... il lâchera le sein une fois repu! »

Mon conseil de doula

Soyez vigilante si votre bébé est somnolent et ne réclame pas souvent la tétée ou s'il ne prend pas assez de poids : il faut le stimuler car il boit peut-être insuffisamment.

16 FAITES-VOUS OFFRIR UN BRACELET!

Si vous voulez vous rappeler quel sein a été donné en dernier et ainsi le proposer à la tétée suivante en premier, faites-vous offrir un « Nursing bracelet ». C'est l'invention d'une maman new-yorkaise qui essayait de noter désespérément les horaires des tétées de son fils.

Bien sûr, on vient de vous dire que cela ne sert à rien de regarder sa montre pour allaiter. Qu'il faut le faire à la demande de Bébé. Mais il faut reconnaître que toutes les jeunes mamans sont angoissées à l'idée que Bébé ne prenne pas assez de lait, pas assez souvent.

Bref, rien de mieux que d'y prêter attention quelques jours : le temps de voir si Bébé prend assez de poids, mouille suffisamment de couches... et surtout, c'est un bon prétexte pour se faire plaisir et avoir un joli bracelet... utile en plus!

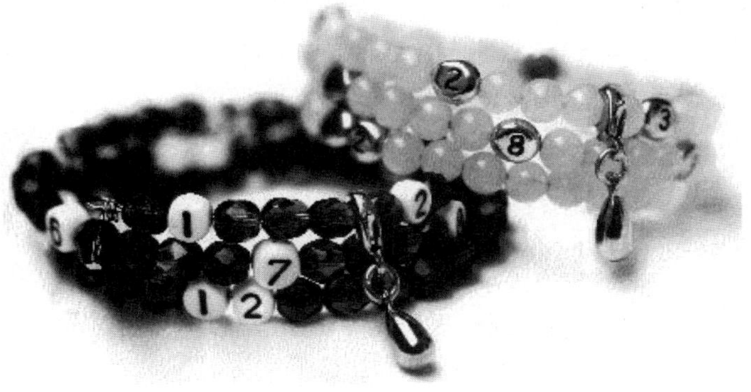

Comment ça marche ?

C'est un bracelet de petites pierres semi-précieuses numérotées : vous n'avez plus qu'à déplacer la petite goutte argentée et ainsi vous rappeler l'heure de la dernière tétée, le sein donné en dernier...

Mes conseils de doula

- Vous trouverez également un bracelet en plastique coloré (donc moins cher) avec un système de marqueurs pour savoir aussi quel sein a été donné en dernier, le nombre de fois où Bébé a été mis au sein.
- Il est des moments où il faut savoir précisément ce que Bébé a bu notamment quand il est malade, s'il ne prend pas assez de poids... ce bracelet peut se rendre indispensable !
- Pas forcément besoin d'investir... voici les trucs de mamans.

Paroles de maman

Linda, 31 ans : « Quand ma fille est née, j'ai utilisé un bracelet publicitaire en plastique souple. Je l'accrochais à mon soutien-gorge du côté du sein que j'avais donné en dernier pour le proposer à la prochaine tétée. Je ne notais pas les horaires mais cela me rassurait de savoir que je vidais bien mes seins et que ma fille avait reçu une tétée complète avec le lait gras de la fin de tétée. »

Mes bonnes adresses

- www.enviedefraises.fr
- www.almafil.com

17 UN BÉBÉ 100 % NOURRI AU LAIT MATERNEL

Au début de l'allaitement, évitez tout autre apport pour favoriser la lactation

D'après l'OMS et l'Unicef, l'allaitement du nourrisson au sein doit être exclusif jusqu'à l'âge de 6 mois : on ne devrait donner aucune autre boisson ou aliment ; pas même de l'eau (sauf indication médicale) !

De même, l'allaitement pendant 6 mois est l'un des objectifs du PNNS (Programme national nutrition santé en France).

Les effets des compléments sur le déroulement de l'allaitement

Les compléments de lait artificiel donnés au biberon induisent chez le bébé un risque de confusion sein / tétine car la façon de téter est différente. Il risque par la suite de refuser le sein.

L'eau est inutile, même en cas de grosse chaleur, car Bébé doit avoir accès au sein sans limite pour ne pas avoir soif ! Et de toute façon, il faut éviter d'exposer Bébé à la forte chaleur !

Le premier mois est le mois de l'installation de la lactation, Bébé doit téter au moins 8 fois / 24 heures pour établir une bonne lactation qui corresponde à ses besoins.

Mes conseils de doula

- Vous pouvez donner des compléments de lait industriel 1er âge mais à la tasse où à la cuillère sans avoir besoin de la tétine du biberon !
- Vous pouvez tirer votre lait et demander au père de le donner à votre place !

Testez votre médecin !

Voici les recommandations officielles sous forme d'un petit questionnaire. Remplissez-le, il vous permettra de savoir si votre médecin soutient l'allaitement maternel (pour de vrai !) et faire ainsi le point avec lui !

Les critères d'évaluation	À vous de faire vos remarques....
La mère est informée de l'intérêt de poursuivre l'allaitement maternel exclusif durant 6 mois.	

La mère est informée du risque de baisse de lactation en cas de complément artificiel, en particulier lors de la mise en route de l'allaitement (entre 4 et 6 semaines).	
À la maternité le nouveau-né reste près de sa mère 24 h / 24.	
La mère est informée que le nombre, la durée et l'intervalle entre les tétées ne sont pas limités lors de la mise en route de l'allaitement.	
La mère donne le sein lorsque Bébé est prêt à téter sans attendre les pleurs.	
La bonne position du nouveau-né au sein a été vérifiée à la maternité.	
Les signes d'allaitement efficaces sont expliqués.	
En cas de difficulté de l'allaitement, l'observation d'une tétée est notée dans le dossier.	
La mère sait à qui s'adresser pour obtenir du soutien en cas de difficultés avec l'allaitement.	
La mère est informée que peu de maladies ou thérapeutiques justifient un arrêt brutal de l'allaitement maternel.	

Source : *référentiel d'auto-évaluation des pratiques en pédiatrie de la Haute Autorité de Santé (HAS)*

18 JE RECONNAIS LE DÉBUT ET LA FIN D'UNE TÉTÉE !

Cela vous semble basique et facile à reconnaître. Pourtant, un bébé au sein ne boit pas forcément, et ce n'est pas parce que votre bébé s'endort 5 minutes après le début d'une tétée qu'il a fini son repas !

Qu'est-ce qui indique que le lait arrive dans la bouche de Bébé ? Des picotements au bout des seins, des élancements de l'autre côté ... et d'autres signes à repérer !

Comment savoir que la tétée est terminée ? Bébé s'endort, « tétouille » pour le plaisir... Vous deviendrez imbattable pour repérer quand il commence véritablement à boire et quand il a fini. C'est très rassurant et pratique de savoir s'y retrouver et être à l'écoute de son bébé et de ses besoins.

Les 5 signes du commencement de la tétée (ou le réflexe d'éjection du lait)

1. Vous avez soif : allaiter donne soif à beaucoup de mamans.
2. Vous ressentez des picotements au bout des seins ou des élancements dus au lait qui arrive.
3. Le lait s'écoule de l'autre sein.
4. Bébé a tiré sur le sein énergiquement, maintenant ce sont des longues salves de succion et il déglutit régulièrement.
5. Vous êtes détendue ou, encore mieux, vous vous endormez (à cause, ou plutôt grâce aux hormones).

À savoir

Le lait est fabriqué en permanence : entre les tétées et en cours de tétée. Ce qui varie, c'est la capacité de stockage des seins d'une mère à l'autre.

Si une mère peut stocker beaucoup de lait, Bébé va en recevoir beaucoup lors d'une tétée. Si la capacité de stockage est petite, il va devoir téter plus souvent.

Si Bébé tète des seins peu remplis, mais fréquemment, il peut recevoir du lait de fin de tétée qui est riche en lipides. Certains bébés vont donc téter très souvent car le sein est peu rempli, d'autres feront juste 4 repas par jour et auront tout ce dont ils ont besoin !

Les 5 signes de la fin de la tétée

1. Bébé a goulûment bu un sein très rempli et va le lâcher ou s'endormir dessus.
2. Vous avez l'impression que votre sein est vidé (en fait, il ne l'est jamais complètement).
3. Bébé s'est endormi et vous lui enlevez le sein de la bouche… doucement en glissant votre petit doigt à la commissure des lèvres.
4. Bébé est « relax » et se détourne du sein : il n'a plus faim.
5. Bébé « tétouille » et cela semble lui convenir : il a un besoin de succion à satisfaire.

Mes conseils de doula

- Soyez attentive ! Tous les bébés sont différents, vous allez apprendre à connaître votre corps de maman allaitante et les habitudes de votre bébé. Vous verrez très vite quand il prend du lait et quand il tète juste pour un câlin !
- N'interrompez pas Bébé quand il tète le lait de fin de tétée : vous risquez de le priver du lait le plus riche.

19 PEAU À PEAU

Le peau à peau, c'est mettre Bébé nu contre vous, il est alors comme le bébé kangourou ! Cela régule sa température, son rythme cardiaque, son taux de sucre ! Il paraît même que l'attachement bébé / parents est facilité (*Kangaroo care*, Susan Ludlow), que les bébés portés pleurent moins que les autres (réduction de 48 % des pleurs de jour et de 51 % des pleurs de nuit d'après la revue *Pediatrics* en 1996). De plus, un système de portage en tissu est le mode de transport le moins coûteux et le plus pratique, car il répond aux besoins de contact et d'allaitement fréquent des bébés. On utilise beaucoup le peau à peau dans les services de prématurés… À vous de tester !

Pour bien démarrer votre allaitement : gardez votre bébé le plus possible en peau à peau juste après la naissance, mais aussi tout au long de l'allaitement… quand vous le pouvez !

Les avantages du peau à peau

- Bébé prend le sein plus facilement.
- Il prend le sein de la bonne façon sans être contraint.
- Il va moins pleurer.
- Il va être allaité plus longtemps.

L'écharpe de portage, mode d'emploi

Charlotte Yonge, une passionnée de portage, explique comment allaiter Bébé en le mettant dans une écharpe de portage.

Avec un peu d'entraînement, vous pourrez porter Bébé des heures en peau à peau, vaquer à vos occupations et même travailler. Et lui, tétera à sa guise à l'abri des regards. Et ça marche aussi bien pour les tout-petits d'un mois que pour les bambins de treize mois (et même plus) !

Sa méthode, elle l'a appelée le Pagne parisien : vous portez Bébé à l'africaine en pleine ville !

Pagne Parisien

Tissu plié en longueur 5,20 à 6 m x 70 cm

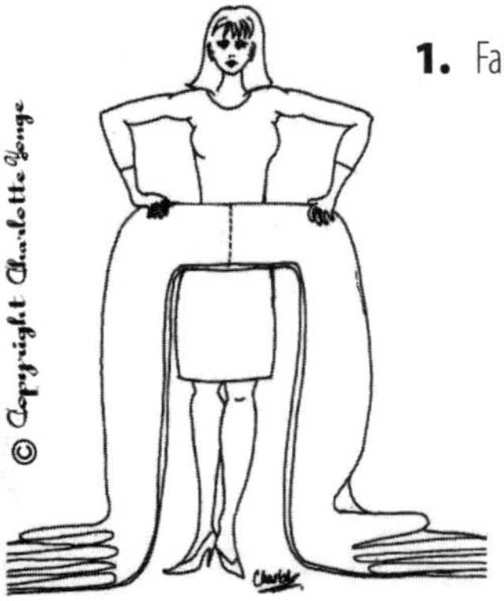

1. Faire une ceinture

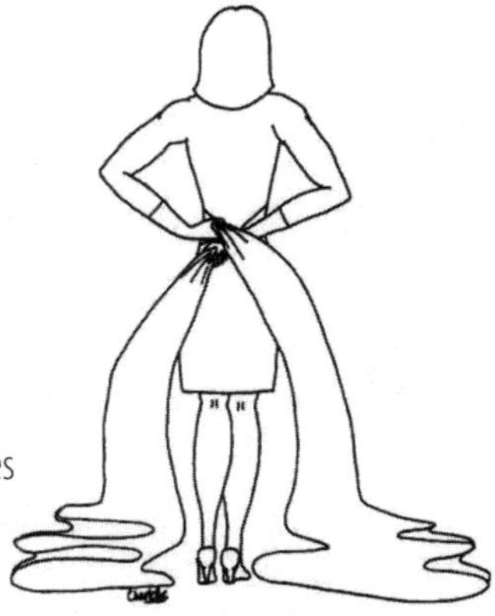

2. Croiser derrière et reprendre les bords du tissu.

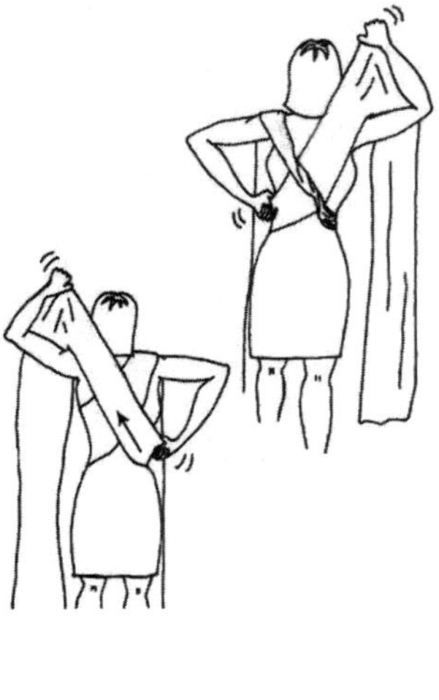

3. Prendre le bord haut du tissu au-dessus et à l'arrière de l'épaule avec une main. Avec l'autre main, prendre le bord haut de la ceinture dans le dos (en passant sous l'aisselle). Les mains restent opposées l'une à l'autre en diagonale. Il suffit de tendre en positionnant le pan de tissu à plat, en épousant le dos, de manière à supprimer les plis. Cette opération permet de répartir de façon optimale la charge à supporter.

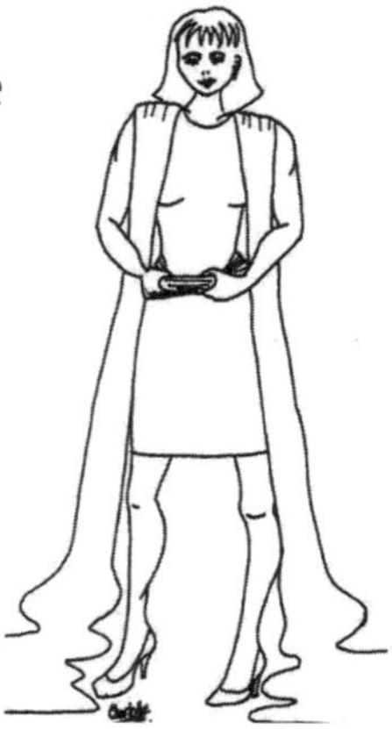

4. Prendre tout le tissu de la ceinture pour faire place à l'enfant.

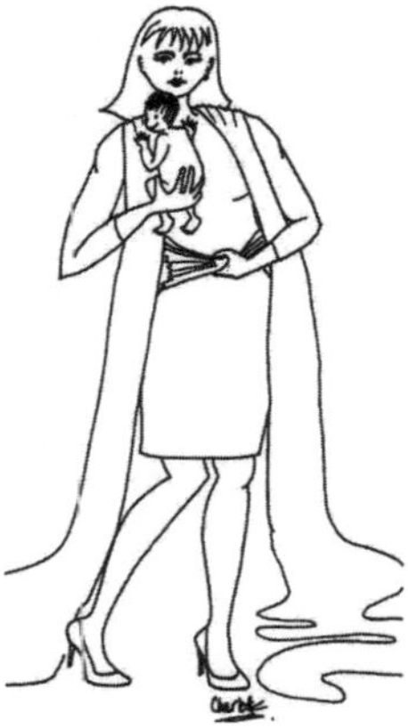

5. Glisser Bébé dans la ceinture jusqu'à ce que ses jambes dépassent du bord du bas de la ceinture, lever le bord haut du tissu le plus haut possible derrière le dos de Bébé, en s'assurant que ses fesses soient toujours soutenues. Se pencher en arrière pour empêcher Bébé de se cambrer.

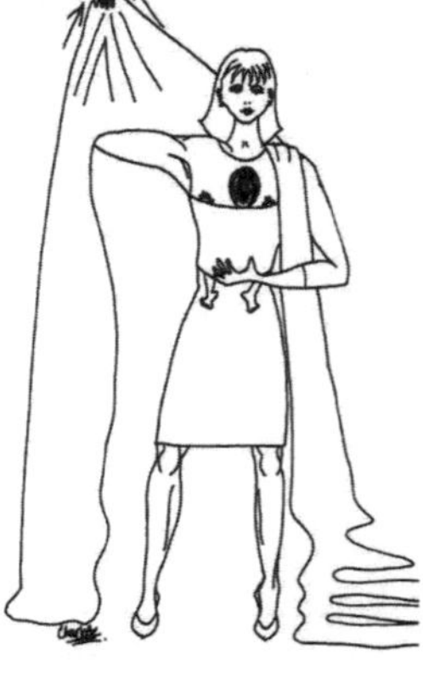

6. Serrer la ceinture en levant le tissu haut jusqu'à ce que Bébé soit entièrement maintenu par la ceinture et que vos deux mains soient libres.

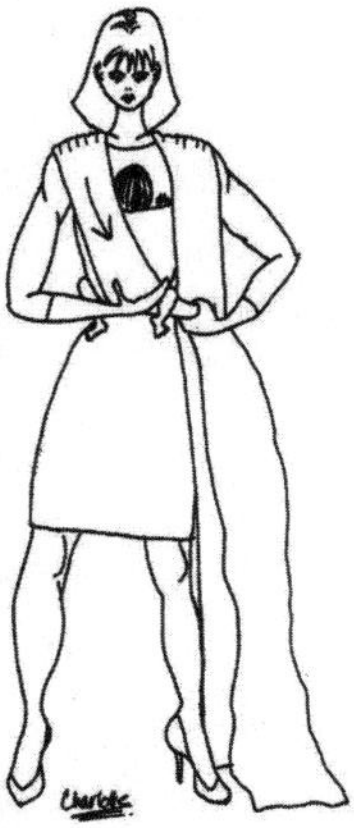

7. Traverser en diagonale le dos et les fesses de Bébé, étaler le tissu sous ses fesses en passant le pan de tissu sous sa jambe.

8. Serrer la ceinture de nouveau, si nécessaire, en levant le pan opposé.

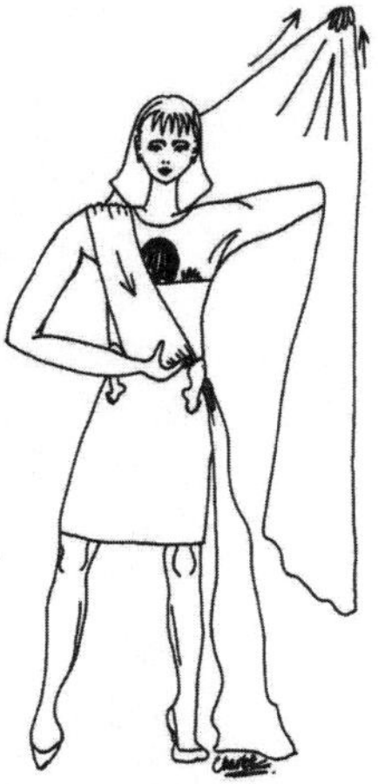

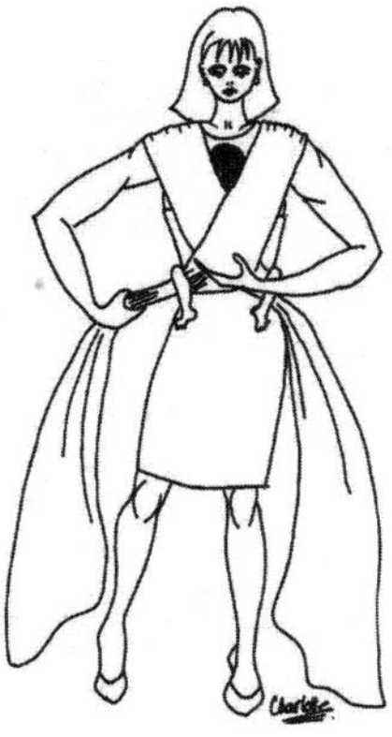

9. Traverser en diagonale le dos et les fesses de Bébé, étaler le tissu sous ses fesses en passant le pan de tissu sous sa jambe.

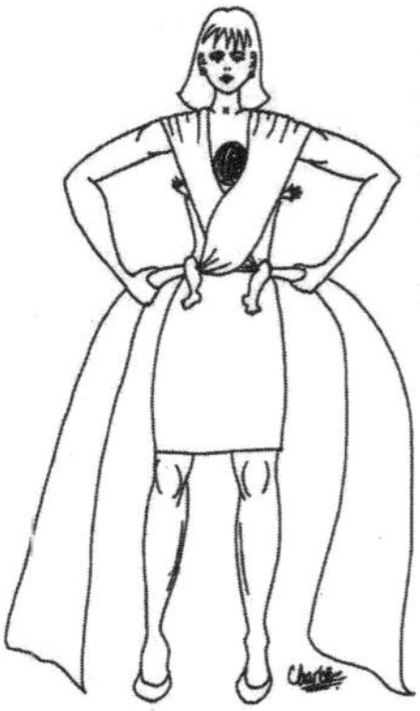

10. Ajuster la hauteur. Il est important pour Bébé d'avoir le dos bien arrondi. Un dos arrondi rend l'allaitement facile. Pour aider Bébé à arrondir son dos, soulever ses genoux avec les doigts.

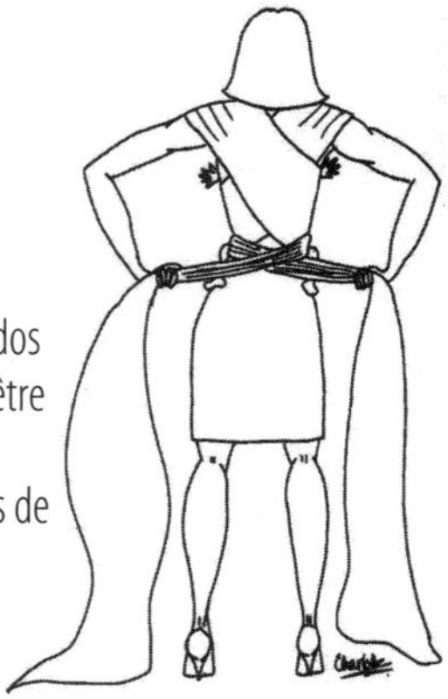

11. Croiser au minimum une fois derrière le dos pour un soutien optimal. Le nœud peut être fait au dos, sans croiser sur les hanches. Mais la différence se fera sentir car moins de soutien au dos et moins « esthétique ».

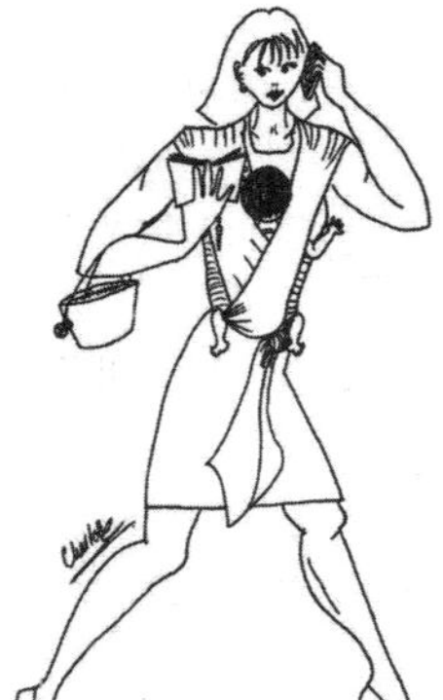

12. Tête de Bébé à la hauteur des seins pour téter (soulever le sein en passant la main sous le tissu en cheminant par l'aisselle). La ceinture bien serrée pour avoir 80 % du poids dans les jambes. Mettre Bébé au sein, nœud devant ou sur le côté, et partez !

Avertissement : toujours sous-habiller l'enfant en portage et par temps froid, porter l'enfant le plus près possible de la peau et sous les vêtements extérieurs.

20 IL N'EST JAMAIS TROP TARD POUR COMMENCER L'ALLAITEMENT

Rien de mieux que des mamans concernées pour vous en parler. Comme ça, vous saurez que c'est vraiment possible ! Nous y revenons plus en détail dans la partie « Problèmes de bébé ».

Bébé prématuré

Paroles de maman

Agnès, 29 ans : « Mon bébé est né à 36 semaines d'aménorrhée. Au début, je tirais mon lait et j'utilisais un DAL (dispositif d'aide à la lactation). C'est un petit tuyau raccordé à un biberon de mon lait qui arrive dans la bouche de Bébé en même temps qu'il tète : bébé prend du lait au sein sans se fatiguer. »

Mes conseils de doula

- Au début vous risquez de tirer plus de lait que Bébé n'en a besoin, conservez-le au congélateur pour plus tard.
- Tirer votre lait va favoriser la production et c'est bon pour votre moral.
- Tirer le lait avec un système de double pompage est plus rapide et stimule énormément la production de lait.
- Bébé s'entraîne à téter sans se fatiguer.
- Tirer votre lait en néonatologie près de Bébé, ça aide !

Bébé né par césarienne

PAROLES DE MAMAN

Valérie, 32 ans : « À la naissance par césarienne de mon petit Léo, j'étais épuisée et surtout déçue de ne pas avoir accouché "normalement" comme je l'avais imaginé. J'étais trop fatiguée et j'ai accepté qu'on lui donne un premier biberon en salle de réveil. Ma montée de lait a été retardée mais ensuite tout s'est très bien passé. Dans la maternité où j'ai accouché, ils avaient l'habitude et ils m'ont aidée à trouver les bonnes positions pour allaiter sans avoir mal. C'est surtout l'aide apportée par tous qui m'a permis de bien démarrer mon allaitement, même si cela ne s'est pas fait tout de suite. »

À savoir

- La mise au sein peut être retardée si vous avez subi une anesthésie générale.
- Aucun changement en ce qui concerne la mise au sein précoce si vous êtes sous péridurale (une fois « recousue » bien sûr !).
- La fatigue peut être plus importante que pour une naissance par voie basse : demandez au papa de rester près de vous, même la nuit (si votre maternité l'autorise) mais évitez les biberons de complément, qui vous permettent de vous reposer mais perturbent un bon démarrage de la lactation !
- Allaitez en restant allongée sur le dos : Bébé sur votre sein et sur un coussin à côté pour ne pas peser sur votre ventre.

- Utilisez un coussin d'allaitement pour vous éviter de solliciter vos muscles.
- Allaiter provoque des contractions et accélère la cicatrisation.

Bébé adopté

Nous n'avons pas de témoignages directs mais avec beaucoup de volonté et d'aide il paraît que c'est possible ! On appelle ça la « lactation induite » et cela se fait avec un petit bébé qui n'a pas oublié l'allaitement et qui va téter souvent.

Mon conseil de doula

L'allaitement doit, dans l'idéal, commencer au plus tôt après la naissance, mais ce n'est pas toujours possible : quand l'accouchement se passe mal, quand vous êtes hospitalisée et séparée de votre enfant. Mais quand vous retrouvez votre bébé quelques jours plus tard, vous pouvez débuter l'allaitement.

21 PENSEZ AUX ACCESSOIRES (PAS SUPERFLUS) POUR ALLAITER

Vous avez fait votre nid pour l'arrivée de Bébé ? Eh bien maintenant préparez-vous un endroit cosy pour allaiter.

À vous les coussins, tabourets, rocking-chair… À vous d'aménager un endroit qui vous ressemble pour vous sentir à l'aise et bien installée.

Les 7 accessoires clés pour se faciliter la vie

1. Un fauteuil confortable.
2. Des tas d'oreillers pour soutenir votre dos, votre cou… et Bébé !
3. Une couverture sauf si vous accouchez en pleine canicule. Cela dit, quand on est fatiguée (ce qui n'est pas rare quand on est maman d'un nourrisson !), on a vite froid.
4. Une petite table près de vous avec une bouteille d'eau, votre livre du moment, un magazine et quelques petits encas à grignoter : des fruits secs, une pomme…
5. La télécommande de votre chaîne hifi pour mettre de la musique douce à Bébé ou celle de la télé pour vous changer les idées (pas trop fort, mais c'est agréable de prendre des nouvelles du monde et ne pas se sentir isolée).
6. Le tire-lait qui peut devenir essentiel si vous êtes séparée de votre bébé ou si vous devez soulager un engorgement.
7. Un coussin thermique (chaud ou froid) réutilisable pour soulager les petits maux de l'allaitement.

Paroles de maman

Elsa, 33 ans : « Comme cadeau de naissance de mon deuxième fils, mon mari m'a offert un rocking-chair : c'est très pratique pour allaiter en ajoutant des coussins, mais aussi pour calmer Bébé quand il pleure et se reposer en même temps. Plus besoin de faire les cent pas dans le couloir en pleine nuit. »

Mes conseils de doula

- Investissez dans un bon coussin d'allaitement : pour allaiter couchée, le coussin permet de soutenir votre tête et de caler Bébé. Pour allaiter assise, Bébé repose sur le coussin et votre dos est maintenu. Adieu les crampes dans les bras pour soutenir Bébé. Si vous ne voulez pas investir, utilisez un grand traversin plié en demi-lune.
- Prévoyez des coussinets d'allaitement, surtout au début, car la lactation n'a pas trouvé son rythme et les débordements sont fréquents. Choisissez-les sans protection imperméable et de préférence en coton car l'humidité favorise les crevasses. Changez-les souvent. Mieux encore : les coussinets d'allaitement en coton bio qui sont lavables et qu'on met dans la machine des affaires de Bébé (au moins une par jour).

Mes bonnes adresses

Euroform : l'importateur du coussin d'allaitement « Corpomed » qu'on trouve dans la plupart des maternités en France mais aussi en Allemagne et en Suisse. Pour recevoir une info détaillée : 01 40 16 44 04

22 RECONNAÎTRE LES « SIGNES D'APPEL » DU BÉBÉ

Ce n'est pas la peine d'attendre que votre bébé hurle pour lui proposer le sein ! Il faut lui donner l'occasion de faire une tétée quand il est en éveil et calme : la tétée n'en sera que plus efficace. Tous les bébés sont différents : observez le vôtre et, très vite, vous reconnaîtrez ses signes d'appel.

Les 6 clés pour reconnaître les signes d'éveil du bébé

1. Il fait des mouvements de succion avec sa bouche.
2. Il met ses poings dans la bouche ou vers sa bouche.
3. Il ouvre les yeux.
4. Il a le réflexe de fouissement : il s'oriente vers le sein quand il est dans vos bras ! Bébé est capable de trouver le sein tout seul et de prendre le mamelon en grimpant sur le corps de sa mère (réflexe très fort les deux premières heures de vie). Ce réflexe se déclenche, quand on stimule sa bouche ou sa joue avec le sein jusqu'à ses 5 mois environ (*Que savent les nouveau-nés en 20 questions*, E. Gentaz, K. Marens).
5. Il suçote votre tee-shirt.
6. Il vous tire la langue.

Mes conseils de doula

- Bébé est souvent plus calme le matin : proposez-lui systématiquement le sein avant qu'il ne le demande ! Si vous attendez qu'il hurle de faim pour « être sûre que c'est pour ça qu'il pleure » : il va être trop nerveux et, parfois même, ne plus parvenir à prendre le sein correctement !
- Caressez sa bouche avec votre sein pour que le réflexe de fouissement se déclenche !

Paroles de maman

Marilyne, 36 ans : « J'ai profité de mon séjour à la maternité pour mettre ma fille au sein après le bain donné vers 9 heures tous les matins : elle était détendue et moi aussi. Même quand elle avait mangé avant le bain, elle reprenait le sein goulûment ! »

23 NUIT ET JOUR AVEC BÉBÉ

Une des règles pour un bon démarrage de l'allaitement est de garder Bébé près de vous la nuit en plaçant un berceau le plus proche possible du lit parental.

Peut-on dormir avec un bébé sans prendre le risque de l'étouffer ? Des pédiatres de renom disent qu'on n'écrase jamais son bébé… si on n'a pas consommé d'alcool, de drogues ou, plus couramment, certains médicaments.

Le co-dodo rassure la maman et le bébé s'il est fait dans les règles et avec la prudence nécessaire.

L'Unicef a donc édité un petit guide pour les mères qui allaitent ! Et dormir avec son bébé facilite l'allaitement et protège de la mort subite du nourrisson (toujours dixit l'Unicef).

Les bénéfices du co-dodo

- C'est une façon d'allaiter très confortablement au lit !
- On peut aussi faire dormir Bébé dans un berceau près du lit parental.
- Une mère est attentive aux signes du bébé : elle va l'entendre très facilement et répondre à ses besoins.
- Cela renforce les liens parents / bébé et le sentiment de sécurité de Bébé la nuit.
- Pas besoin de se relever en pleine nuit : Bébé est à portée de main et les tétées sont plus faciles !

Si vous gardez Bébé dans votre lit...

1. Bannir les matelas d'eau : le matelas doit être ferme et surtout pas défoncé !
2. Bébé ne doit pas pouvoir se retrouver coincé entre le matelas et le mur.
3. Bébé ne doit pas être trop habillé (comme pour le portage) : il faut toujours sous-habiller un bébé qui fait du co-dodo (pas plus habillé que vous !).
4. Ne laissez pas votre bébé seul dans le lit : même un nourrisson peut ramper !
5. Ne laissez pas aux animaux la possibilité de venir dans le lit.
6. Si un jeune enfant partage aussi votre lit : mettez-vous entre l'enfant et le bébé.
7. La pièce doit être à 19°C

Quand ne pas dormir avec Bébé ?

Vous ne pouvez pas dormir avec votre bébé si vous êtes fumeuse (même si vous ne fumez pas au lit), si vous avez consommé de l'alcool, si vous avez pris de la drogue ou des médicaments, si vous êtes anormalement fatiguée, à tel point qu'il vous est difficile de répondre à votre bébé. Enfin, ne dormez jamais avec Bébé sur un canapé.

Comment dormir avec Bébé ?

Les mères qui allaitent font face à leur bébé avec le corps qui protège le bébé en l'empêchant de bouger vers le haut ou vers le bas du lit. Bébé va s'allonger sur le côté pour téter, quand il ne tète plus vous devez le remettre sur le dos pour dormir !

Mes bonnes adresses

Un berceau co-sleeper, qui s'attache au lit des parents avec tous les avantages du co-dodo sans prendre aucun risque… Avec le temps, il se transforme en lit indépendant jusqu'à ce que Bébé pèse 10,4 kg. Vente en ligne à 186 euros sur mamaNana.com

24 RECONNAÎTRE LES SIGNES D'UNE TÉTÉE EFFICACE

Bébé est au sein, mais cela ne veut pas dire qu'il reçoit pour autant du lait correctement. Pour téter efficacement, il doit avoir le menton collé au sein, la tête en arrière et faire de grands mouvements de succion lents et réguliers. Bébé ne lâche pas le sein même s'il fait des pauses et on le voit téter et déglutir.

Les 10 clés d'une tétée efficace

1. Bouche grande ouverte.
2. Menton et nez contre sein, ventre contre ventre.
3. Alignement oreille / épaule / hanche du bébé dans un axe droit.
4. Un rythme lent et régulier
5. On voit ses oreilles, ses maxillaires bouger en cadence.
6. Bébé met la langue en gouttière (on la voit à la commissure des lèvres) sous le mamelon : il prend le plus de sein possible.

…/

Les 10 clés d'une tétée efficace (suite)

7. Il prend du lait grâce à sa langue qui agit comme un rouleau.
8. Les pauses sont brèves et Bébé ne lâche pas le sein quand il fait une pause.
9. Un mouvement de succion par seconde avec à chaque fois une déglutition.
10. Les lèvres du bébé sont retroussées sur le sein.

Mes conseils de doula

- Repérez le réflexe d'éjection du lait : il permet au lait de sortir du sein grâce à l'aspiration du bébé. Il faut parfois attendre quelques minutes pour que du lait sorte enfin ! Au début de la tétée, la succion n'est pas nutritive : quand Bébé déglutit, le lait est arrivé !
- Les signes de l'éjection du lait : détente de la mère, bien-être, picotements sur le sein tété ou les deux seins, écoulement de lait de l'autre sein, contractions de l'utérus... et envie de dormir (c'est la faute des hormones qui envoient des petits signes).

Savoir repérer quand la tétée se passe mal

Un bébé qui tète mal émet des bruits de claquement, a les lèvres pincées, on ne le voit pas déglutir suffisamment et il ne s'endort pas au sein.

25 UNE RÈGLE D'OR : LE CONFORT

En tailleur, sur une chaise, au lit… tout est permis !

ALLAITEMENT ASSISE

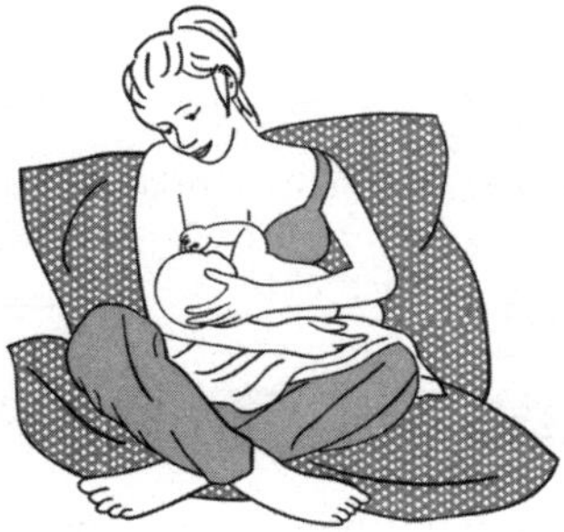

ALLAITEMENT COUCHÉE

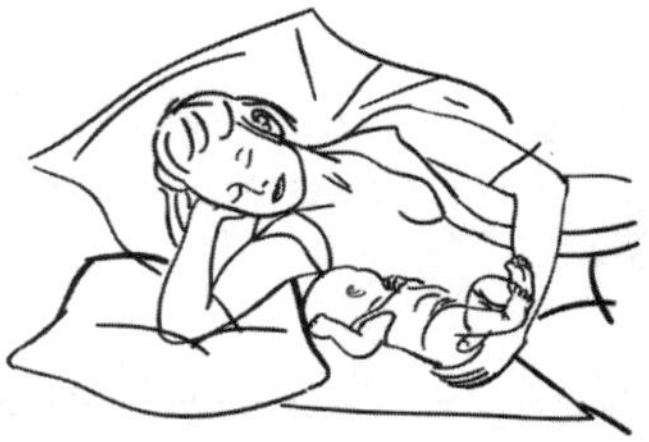

26 ALLAITER BÉBÉ EN POSITION COUCHÉE

Pour l'allaitement de nuit mais aussi pour vous reposer en même temps que Bébé, optez pour l'allaitement en position couchée. En effet, une des règles d'un allaitement réussi est de se reposer aux mêmes moments que votre bébé. Bébé s'endort au sein, profitez des hormones de la lactation qui vous détendent et donnent envie de dormir. Ne luttez pas, dormez !

Les 5 clés pour allaiter allongée

1. Ne soyez pas complètement à plat : il faut placer des oreillers derrière votre nuque.
2. Votre dos doit être soutenu : une serviette roulée contre le dos, des coussins pour ne pas vous pencher vers Bébé.
3. Placez un oreiller entre vos genoux pour un maximum de confort.
4. Votre sein doit reposer sur le matelas.
5. Bébé est sur le côté, face à vous, et son dos est soutenu par une serviette roulée.

Mes conseils de doula

- À essayer absolument si vous avez accouché par césarienne, cette position vous évitera de souffrir.
- Mettez les genoux de Bébé le plus près de vous possible pour avoir une bonne position.
- Un coussin d'allaitement est pratique pour remplacer tous les coussins !
- Pas besoin de vous retourner pour donner l'autre sein mais c'est à vous de choisir !

Paroles de maman

Valérie, 31 ans : « À la maternité j'ai opté tout de suite pour l'allaitement en position couchée. J'étais trop fatiguée pour m'asseoir en pleine nuit et j'ai gardé cette position les premières semaines pour récupérer. Maintenant que mon bébé a deux mois j'essaie de l'allaiter assise : c'est plus pratique quand vous avez des visiteurs, mais moins reposant. »

27 ALLAITER BÉBÉ EN POSITION ASSISE

Plusieurs possibilités s'offrent à vous si vous voulez allaiter Bébé en restant assise. Que vous soyez « madone », « madone inversée », « ballon de football » ou plutôt « ballon de rugby », pas d'inquiétude : cela ne signifie pas que vous ressemblez à un ballon ni que vous vous prenez pour une madone !

Ce sont seulement des positions décrites par la LLL (La Leche League) pour vous aider à trouver la position qui vous convient ou qu'il est utile d'utiliser dans certains cas comme, par exemple, si votre bébé a une préférence pour votre sein gauche ou s'il a du mal à téter !

Les 3 clés pour une bonne position assise

1. Votre dos est droit et soutenu par un coussin.
2. Avec un tout petit bébé, placez un coussin sous votre bras pour le soutenir.
3. Mettez un petit tabouret ou une table basse sous vos pieds : genoux et bassin sont alors alignés !

La position « madone » ou « berceuse »

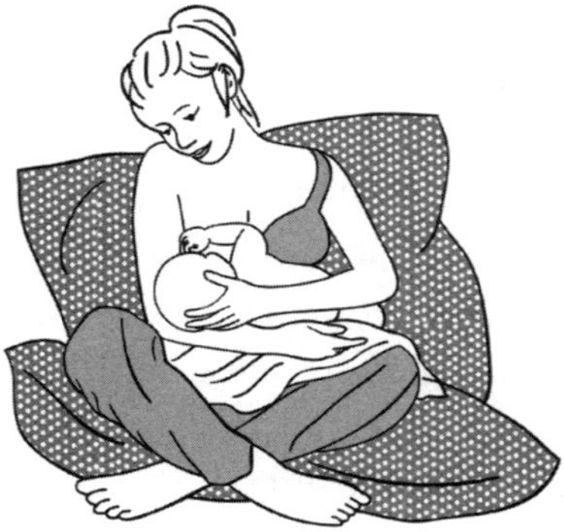

- La tête de Bébé repose sur votre avant-bras du même côté que le sein qu'il va téter.
- Bébé est ventre contre ventre sur le côté.
- Les genoux de Bébé sont contre votre ventre.
- Il ne doit pas tourner la tête pour téter.

La position « madone inversée »

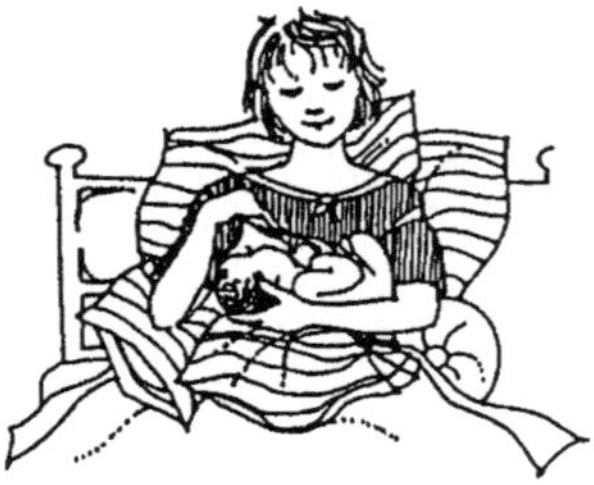

- Bébé est sur le bras opposé au sein qu'il prend (sur le bras droit si vous lui donnez le sein gauche et inversement) et sa tête est soutenue par votre main.
- Position à choisir quand Bébé a du mal à prendre le sein : on lui soutient la tête pour qu'il reste au sein.

- Vous pouvez plus facilement aider Bébé à bien prendre le sein.
- Vous pouvez soutenir votre sein tout en allaitant avec la main du même côté !

La position « ballon de rugby ou de football américain »

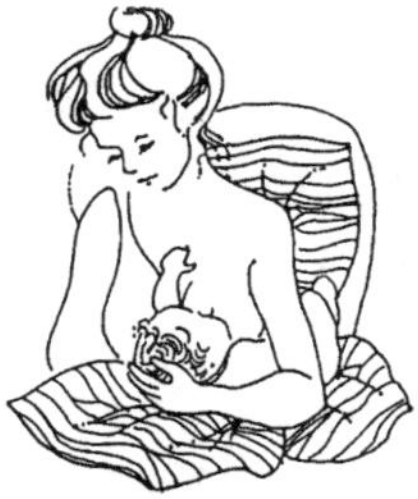

- Bébé est comme un petit ballon calé au creux de votre coude.
- Sa tête est face au sein et tout son corps est blotti contre votre hanche.
- Vous pouvez voir très facilement comment Bébé se débrouille au sein.
- Position très utile si vous avez une forte poitrine, après une césarienne, en cas d'engorgement pour bien vider le sein.
- Position à choisir si Bébé a besoin d'être motivé pour prendre le sein : bébé dormeur, bébé prématuré…

28 SAVOIR ADOPTER LES POSITIONS INHABITUELLES

La position «australienne»

- Vous êtes couchée sur le dos
- Votre tête et vos genoux sont soutenus par des coussins.
- Bébé repose sur votre ventre parallèle à vous.
- Position à choisir quand Bébé a du mal à rester au sein – la gravité va l'aider – et si vous avez un réflexe d'éjection trop puissant et que le lait coule trop vite.
- Variante : placez Bébé à angle droit par rapport à vous.

La position à quatre pattes ou «position de la louve»

- Vous êtes à quatre pattes au-dessus de Bébé qui est couché sur le dos avec des coussins pour le mettre à hauteur de vos seins.
- Cette position est à choisir en cas de canal obstrué ou d'engorgement et si vous êtes maman de jumeaux.

La position à califourchon

- Bébé est sur un de vos genoux (s'il est petit) ou sur les deux face à vous si c'est un bambin. Vous soutenez son dos.
- Cette position est à choisir pour vider la partie inférieure du sein.
- Les «grands bébés» l'adoptent facilement pour faire un petit câlin à Maman en même temps !

29 DURÉE DES TÉTÉES : NO STRESS

Vous êtes sortie de la maternité avec l'ordonnance suivante : « Proposez chaque sein 5 à 10 minutes par tétée; 6 à 7 fois par jour, toutes les 3 à 4 heures environ. Ne le réveillez pas pour le faire boire. S'il réclame en avance, faites-le patienter en lui proposant 10 à 20 ml d'eau ! ». Ce genre d'ordonnance est courant. Il va pourtant à l'encontre de toutes les recommandations de l'OMS et des sociétés de pédiatrie à travers le monde (française incluse !). La durée d'une tétée et sa fréquence sont variables d'un bébé à l'autre. Cela dépend aussi de la capacité de stockage de la maman ! Limiter la durée d'une tétée peut être néfaste pour une bonne prise de poids. Et aimeriez-vous que l'on minute votre déjeuner ?

Les 4 clés d'une tétée sans stress

1. Mettez Bébé au sein à chaque éveil calme sans attendre les pleurs.
2. Le lait maternel se digère en une demi-heure en moyenne : cela permet des tétées très rapprochées.
3. Attendez que Bébé lâche le sein tout seul.
4. On peut le laisser « tétouiller » à la fin, même si ce n'est plus nutritif. Cela lui fait plaisir !

À ne pas faire

- Minuter les tétées, du genre 10 minutes de chaque côté ! En effet, le lait évolue en cours de tétée : clair et léger en début, il s'épaissit et devient plus gras en fin de tétée. Bébé doit « vider le sein » avant de prendre l'autre. Si vous minutez, il risque de ne pas avoir le temps de prendre le lait riche en graisse qui va lui procurer la sensation de satiété.

- Attendre 3 heures entre chaque tétée par principe !

Mes conseils de doula

- Vérifiez toujours la position de Bébé au sein (voir réflexe 12).
- À 3 semaines, 6 semaines, 3 mois, Bébé va réclamer sans cesse : c'est normal, il fait un pic de croissance.
- Assurez-vous qu'il y a bien transfert de lait : 5 à 6 pipis par jour et des selles presque liquides de couleur jaune d'or.
- Une fois par semaine, faites peser Bébé (il doit prendre 200 g / semaine les 3 premiers mois puis 500g / mois jusqu'à 6 mois).

30 NE PAS MASQUER SON ODEUR NATURELLE

Des chercheurs en éthologie de l'université de Dijon essayent de comprendre comment se met en place l'interaction entre la mère et son enfant pendant l'allaitement. Pour eux, certaines odeurs provenant du sein maternel attirent le nouveau-né. Ces odeurs guident le bébé vers le mamelon et préparent le succès de la tétée !

Vous aimez l'odeur « de bébé » de votre nouveau-né, lui aime la vôtre. Alors un conseil : ne la masquez pas. L'odeur de votre sein est l'un des repères de votre bébé pour déclencher le réflexe de fouissement qui va le mener… au lait.

Les 4 clés pour ne pas perturber l'odorat de Bébé

1. Utilisez un gel-douche sans parfum.
2. Encore mieux : prenez le gel lavant de votre bébé.
3. Vous pouvez mettre quelques gouttes (pas tout le flacon) de votre parfum... mais loin de votre décolleté.
4. Ce qui compte c'est l'odeur de sa maman : ne changez pas de déodorant ou de parfum tous les jours.

Mon conseil de doula

Les tubercules de Montgomery (sur l'aréole) émettent un lubrifiant hydratant qui va protéger votre mamelon : vous n'avez pas besoin de mettre de crème hydratante.

31 SEIN ET BIBERON, C'EST POSSIBLE !

Qui n'a pas rêvé de donner tous les bienfaits du lait maternel mais aussi de bénéficier des « progrès » du biberon donné par quelqu'un d'autre ?

Vous avez sans doute entendu parler de « l'allaitement mixte » à la maternité ou dans le carnet de santé de votre bébé. C'est l'allaitement maternel au sein complété par un allaitement... au biberon ! À vous la liberté ! À vous les tétées-câlins et au papa de préparer les biberons et de nourrir Bébé !

Eh oui, vous pouvez donner votre lait au biberon mais

aussi un lait artificiel que vous aura conseillé votre pédiatre : lait 1er âge, lait « spécial prématurés », lait HA (hypoallergénique) si vous êtes une famille d'allergiques...

Sauf que cela n'est pas si facile que ça. Il faut respecter certains principes sous peine de compliquer les choses, voire d'échouer : Bébé refuse le sein, le prend mal et l'allaitement peut en pâtir.

Mais cela marche très bien si vous ne voulez allaiter que quelques jours et remplacer rapidement les tétées au sein par des tétées au biberon ! La lactation cessera d'elle-même et Bébé aura eu les bienfaits du lait maternel quelques jours.

Les rudiments de la préparation du biberon

- Une dosette de lait en poudre pour 30 cl d'eau.
- Préférez les tétines en silicone (allergies possibles avec celles en caoutchouc).
- La mode est de donner des biberons à température ambiante : s'il est tiédi, il sera à la même température que celui de votre sein (moins de changement pour Bébé).
- Ne minutez pas la tétée au biberon, les mêmes principes s'appliquent : pas de montre, à la demande.

Les 10 clés pour un allaitement mixte réussi

1. Il faut garder un nombre suffisant de tétées au sein pour entretenir la lactation.
2. Il y a un « seuil de fréquence » des tétées pour entretenir une bonne lactation. Il diffère d'une mère à une autre. .../

Les 10 clés pour un allaitement mixte réussi (suite)

3. Le mieux est d'attendre que la lactation soit bien installée : entre 4 et 6 semaines si tout se passe bien !
4. L'utilisation trop précoce de biberons risque de conduire à une baisse de la lactation.
5. Les biberons de complément donnés trop tôt peuvent provoquer un engorgement des seins.
6. Bébé peut faire une confusion entre le sein et la tétine, et mal reprendre le sein. En effet, Bébé boit différemment au biberon qu'au sein : il va pincer votre sein comme il pince la tétine du biberon.
7. Introduisez le 1er biberon rempli de... votre lait pour une adaptation en douceur.
8. Essayez de ne pas remplacer les tétées de nuit même si c'est tentant de faire lever le papa, car ce sont les moins fatigantes pour vous et les seins sont très remplis.
9. Donnez à votre bébé un biberon un jour sur deux pour entretenir votre lactation.
10. Ne donnez pas trop de biberons car téter un biberon, pour Bébé c'est plus facile : ça coule tout seul !

À savoir

- Le fait de donner votre propre lait au biberon s'appelle toujours l'allaitement complet !
- Passé le 1er mois, vous pouvez alterner presque sans risque, Bébé retrouvera votre sein avec gourmandise et vous aurez sauté une tétée pour vous occuper deux heures de... VOUS ! En ponctuel, c'est possible et facile ! Il suffit de laisser un biberon de lait à donner en votre absence.

Mes conseils de doula

- Il existe une méthode qui remplace les biberons sans risque de confusion. On ne le dit pas assez : on peut donner du lait à un bébé à la tasse, au compte-gouttes, à la seringue.
  Mode d'emploi :
  - tenez le bébé en position assise,
  - basculez la tasse pour que le lait coule sur ses lèvres,
  - gardez la tasse dans cette position et laissez Bébé prendre ce dont il a besoin !
- Un bébé qui prend le sein très souvent, correctement, qui a une bonne courbe de poids peut vouloir attendre sa mère pour téter, surtout si vous tentez l'expérience au bout de quelques mois d'allaitement exclusif au sein. Ne vous inquiétez pas, Bébé rattrapera sa ration.

Paroles de maman

Sonia, 28 ans : « Mon fils avait 4 mois. J'avais fait des provisions de lait maternel pour le laisser le temps d'aller passer un examen. Je suis partie à 11 h 30 le matin et je suis revenue à 18 h : il m'attendait tout tranquille et n'avait pas bu une goutte de son biberon ! »

32 ALLAITER... AUTREMENT

L'allaitement maternel est réservé à l'alimentation du bébé par le lait de sa mère. Cela dit, si Bébé prend votre lait autrement qu'au sein c'est-à-dire à la tasse, à la pipette, au doigt... ou même au biberon, il reste un bébé allaité !

Il existe un néologisme pour parler de cette pratique, c'est le tire-allaitement. Alors, tu allaites ou tu tire-allaites ?

Pourquoi allaiter autrement ?

- Bébé est prématuré et n'est pas là pour prendre le sein.
- Bébé souffre de malformations qui l'empêchent de prendre le sein.
- Bébé confond le sein et la tétine.
- Bébé n'arrive pas à bien prendre le sein.
- Vous êtes découragée par les débuts de l'allaitement et vous avez envie de faire profiter Bébé de votre lait mais sans lui donner le sein.
- Vous êtes trop fatiguée et vous voulez passer le relais.
- Vous avez des crevasses et cela vous fait trop mal de mettre Bébé au sein.

Les 5 clés pour donner du lait maternel autrement

1. **Au doigt !** Un tube est accroché au doigt par un ruban adhésif et est relié à un récipient contenant du lait maternel : Bébé a la même succion qu'au sein car il ne change pas son rythme de succion / déglutition. Quand il arrête de téter, le lait ne coule plus (contrairement au biberon !).
2. **À la tasse !** Une tasse est placée contre sa lèvre inférieure et Bébé va laper le lait comme le fait le chaton : il va allonger sa langue comme au sein.
3. **Avec un DAL** (dispositif d'aide à la lactation) : le lait maternel est dans un récipient sur une table (au niveau de la tête de Bébé), un tube très fin part du récipient et repose sur le mamelon (avec du ruban adhésif) et Bébé tète le sein mais reçoit le lait du récipient en plus ! Ce système fonctionne surtout avec des tout-petits (jusqu'à deux mois) car après ils peuvent refuser. …/

Les 5 clés pour donner du lait maternel autrement (suite)

4. **Avec une téterelle** qui couvre le mamelon ! Quand on l'installe correctement, elle augmente la consommation de lait. Elle est utile chez les petits prématurés pour la transition entre le biberon et le sein ! L'idée en plus : pour arrêter l'utilisation de la téterelle, coupez un petit bout à l'extrémité pour que Bébé soit en contact avec plus de « vrai sein » à la tétée suivante.
5. **Au biberon !** Le lait va arriver sans effort de succion et couler plus vite. Bébé va changer son comportement en bloquant avec sa langue le flux (attention à la confusion sein / tétine ensuite).

Mon conseil de doula

Si Bébé a besoin de succion : utilisez des tétines avec parcimonie. Et oubliez les tétines dites orthodontiques qui sont trop courtes et que Bébé doit rattraper en les mordant !

33 DEMANDER DE L'AIDE !

Il y a parfois des situations au cours de l'allaitement qui n'arrivent pas à s'arranger malgré tous les conseils suivis : un engorgement qui ne passe pas au bout de 48 heures, un bébé allaité à la demande qui ne prend pas de poids, un bébé qui ne mouille pas assez ses couches, des médicaments que votre médecin vous prescrit dont vous voulez vérifier la compatibilité avec l'allaitement, vous retravaillez dans trois jours et Bébé ne veut pas se sevrer... bref, tout ce qui peut vous pousser à demander de l'aide et vous avez raison !

Quand demander de l'aide ?

- J'ai une situation d'allaitement particulière : bébé prématuré, triplés, je suis diabétique...
- Mon bébé ne mouille pas assez de couches en 24 heures malgré la mise au sein à la demande.
- Mon bébé tétouille le sein sans téter vraiment : je dois revoir les clés d'une bonne mise au sein.
- Mon bébé dort énormément sans réclamer à manger.
- Mon bébé pleure sans cesse quand il est au sein ou le rejette.
- J'ai des crevasses qui n'arrivent pas à guérir.
- Je suis épuisée et je pense vouloir arrêter l'allaitement.
- Bébé ne prend pas assez de poids ou en perd.
- Je dois être séparée de mon bébé et je veux continuer à l'allaiter.
- Je me sens isolée alors que j'ai plein de questions à poser concernant l'allaitement.
- Je vais reprendre mon travail et je voudrais entreprendre le sevrage.
- Je voudrais reprendre une méthode contraceptive compatible avec l'allaitement.
- J'ai besoin de choisir un lait industriel.

PARTIE 3

Petits soucis de Maman : un problème… une solution !

34 ABCÈS DU SEIN

Le mot « abcès » est alarmant, mais c'est un phénomène très rare qui survient quand des infections du sein, appelées mastites, sont mal soignées. Comment les reconnaître et bien les soigner pour continuer l'allaitement ? Continuer, oui, car le suspendre peut rajouter un engorgement mammaire… comme si cela ne suffisait pas !

Les 4 clés pour repérer un abcès

1. Sein très rouge, sensible et douloureux.
2. Fièvre élevée.
3. Mauvais état général.
4. Une masse dans le sein.

Qu'est-ce qu'on fait ?

Après une vérification par mammographie, le médecin fera une petite incision chirurgicale pour drainer le pus, vous prescrira un traitement antibiotique de 15 jours environ et un repos maximum.

Et l'allaitement ?

Si l'incision est éloignée du mamelon, on peut essayer de continuer l'allaitement du côté malade mais Bébé ne doit pas y toucher (c'est très douloureux).

L'allaitement peut aussi se poursuivre d'un seul côté à condition de tirer manuellement votre lait du côté de l'abcès pour ne pas avoir d'engorgement et de respecter une hygiène irréprochable.

Il faut parfois attendre la cicatrisation complète du sein atteint avant de reprendre l'allaitement de ce côté car le risque de contamination est très élevé. De toute façon, arrêter complètement l'allaitement pour cause d'abcès sera également difficile : vous continuez à produire du lait et il faudra le tirer.

Ce n'est pas parce que votre sein est rouge et que vous avez de la fièvre que vous avez forcement un abcès : le mot abcès est parfois utilisé à tort pour diverses infections du sein au cours de l'allaitement.

En Angleterre, aucune incision n'est faite en cas d'abcès. Le médecin pratique le plus souvent une ponction à l'aiguille et prescrit des antibiotiques locaux. L'allaitement est poursuivi sans problèmes si le lait n'est pas contaminé.

Paroles de maman

Virginie, 30 ans : « Quand mon bébé avait 7 semaines mon sein était très rouge et j'avais beaucoup de fièvre : j'avais soi-disant un abcès et on m'a obligée à arrêter d'allaiter alors que mon lait avait été analysé et n'était pas contaminé. Résultat : un sevrage forcé en quelques heures, des engorgements monstrueux et l'impossibilité de prendre mon fils dans les bras pendant 3 jours à cause de la douleur ! »

35 ALCOOL

Il est préférable d'éviter la consommation d'alcool durant l'allaitement.

Néanmoins, vous pouvez vous autoriser à l'occasion une coupe de champagne, un petit verre de vin... à condition de suivre certaines règles.

Il y a aussi votre grand-mère qui peut vous conseiller de boire de la bière car « dans le temps, on le conseillait... ». Dans le temps, mais plus maintenant !

L'alcool fait monter le taux de prolactine (l'hormone qui fabrique le lait). Mais il fait dans le même temps baisser le taux d'ocytocine (l'hormone qui permet l'éjection du lait). Résultat peu souhaitable : vous produisez plus de lait, mais vous risquez l'engorgement car le réflexe d'éjection est mis à mal !

Comment l'alcool passe dans le lait ?

- Tout ce que vous avalez passe dans votre lait à un moment !

- Le pic d'alcool dans le lait est à son maximum entre 30 et 60 minutes après l'absorption à jeun.
- Si vous avez mangé, ce pic intervient au bout de 60 à 90 minutes.
- D'autres facteurs rentrent en compte : le degré d'alcool de votre boisson, votre corpulence, votre vitesse d'absorption de l'alcool...

Vous l'avez compris, l'alcool passe dans le lait, où son taux est le même que celui qui coule dans vos veines ! Alors pour ne pas que Bébé « bénéficie » lui aussi de votre envie d'un petit verre, suivez le guide !

Les 8 clés en cas de consommation occasionnelle d'alcool

1. Préférez la sangria au « whisky glace » !
2. Respectez les deux heures entre la prise d'alcool et la prochaine tétée (et rajoutez deux heures par consommation supplémentaire !).
3. Ne consommez pas d'alcool régulièrement avec l'allaitement.
4. Si vous ne respectez pas le laps de temps entre votre consommation d'alcool et la mise au sein, cela va entraîner chez votre bébé un sommeil profond, une prise de poids plus lente, une somnolence... bref, rien de bon !
5. Si votre consommation reste raisonnable, cela n'aura aucun impact sur le développement de votre bout de chou.
6. Buvez juste avant une tétée et pas juste après.

.../

Les 8 clés en cas de consommation occasionnelle d'alcool (suite)

7. Pourquoi ne pas goûter les boissons sans alcool, comme par exemple le Champomy des goûters d'anniversaire ?
8. Et pour faire plaisir à votre grand-mère, choisissez une bière sans alcool qui est aussi riche en bêtaglucanes censés favoriser la production de lait. Cela dit rien n'a vraiment été prouvé...

À savoir

La consommation d'alcool a un impact sur le réflexe d'éjection du lait (il se bloque ou est inhibé), mais elle n'empêche pas Bébé de téter.

La capacité d'élimination de l'alcool par votre bébé ne se met pas en place avant ses 3 mois. La petite coupe de champagne pour fêter sa naissance peut avoir de graves conséquences si vous n'attendez pas pour lui donner la tétée !

Mon conseil de doula

Attendez au moins 6 heures si vous venez de craquer pour une vodka ou un autre alcool fort.

36 BABY BLUES

Une bonne nouvelle : les endorphines produites par toute maman au moment de la tétée diminueraient le risque d'être confrontée au baby blues, voire à la beaucoup plus inquiétante dépression du post-partum ! Bon, on ne vous promet pas que cela ne vous arrivera pas, mais vous saurez que ce n'est pas une maladie et que c'est normal et passager... sauf si cela se transforme en dépression, mais là aussi il y a des solutions : faites-vous aider !

Le baby blues apparaît entre le 3e et le 10e jour après l'accouchement, par exemple avec le démarrage de l'allaitement, la fatigue... et va durer très peu de temps. Sinon, il s'agit d'une dépression qu'il faut soigner.

Les 3 clés pour identifier le baby blues

1. Vous avez tout pour être la plus heureuse des mères, le plus beau bébé du monde mais BOOUUUUHHH, vous pleurez pour un rien, vous êtes angoissée.
2. Vous avez des insomnies alors que vous êtes épuisée.
3. Vous avez des idées noires.

Pourquoi ?

Encore un coup des hormones ! Le phénomène coupable, c'est la baisse brutale des hormones de la grossesse après l'accouchement. Le baby blues est parfois appelé « syndrome du 3e jour », car il apparaît très souvent à ce moment, quand vous êtes à la maternité. Vous imaginiez que vous seriez resplendissante, en pleine forme, HEUREUSE ! Et pourtant vous avez peur de ne pas être à la hauteur, peur de ne pas être une bonne mère, peur de ne pas parvenir à allaiter votre bébé... Sachez que toutes les nouvelles mères sont comme vous ! Ça va passer.

Mes conseils de doula

- Cela ne va pas durer plus de quelques jours et parfois même, pas plus d'une journée.
- Les premiers jours de l'allaitement, avec la montée laiteuse, sont les plus difficiles car votre corps est « en rodage » : ne paniquez pas, l'allaitement se met en place naturellement et vous y arriverez !
- Si le baby blues dure, s'intensifie et que vous ne vous sentez plus capable de vous occuper de Bébé : parlez-en à votre médecin !
- Si vos moyens vous le permettent, offrez-vous ou faites-vous offrir une petite thalasso maman / bébé pour vous découvrir mutuellement sans vous occuper du quotidien !
- Occupez-vous de vous et de votre bébé et n'écoutez pas tous les avis contradictoires de Maman, Belle-Maman, votre copine Sophie qui est une mère parfaite... bref, faites-vous confiance ! Prenez au moins 15 minutes par jour, rien que pour vous !

Mes bonnes adresses

www.mamanblues.fr

37 BAISSE DE LA PRODUCTION DE LAIT

Le pédiatre canadien spécialisé en allaitement Jack Newman, de l'Hôpital de Toronto, affirme que « la majorité des femmes peuvent sécréter suffisamment de lait pour nourrir leur bébé » et que « si le bébé semble ne pas boire assez de lait, c'est qu'il tire mal le lait qui est à sa disposition ».

Parfois, ce n'est qu'une perception de votre part : Bébé va demander à téter « trop souvent », se réveiller la nuit pour réclamer, vous avez l'impression que vos seins sont mous et vous manquez de confiance en vous. Bref, voici quelques petites pistes pour reconnaître une vraie baisse de votre lactation, un bébé qui n'arrive pas à accéder à votre lait et les « fausses alertes » du manque de lait !

Reconnaître une production insuffisante

- Bébé tète souvent, longtemps et ne semble jamais satisfait.
- Il dort très longtemps sans réclamer : il n'a pas assez de forces pour se réveiller !
- Il ne mouille pas assez de couches (la norme est de 5 à 6 couches jetables pleines d'urine et de 2 à 5 couches de selles / 24 h).
- Il n'a pas une prise de poids suffisante.
- Sa fontanelle est creusée et il risque de se déshydrater.

Dans ces deux derniers cas, consultez votre pédiatre sans attendre !

Les fausses alertes

- Bébé pleure souvent et vous pensez que c'est parce qu'il manque de lait : mais un bébé, ça pleure pour bien d'autres choses !
- On vous a dit que Bébé doit faire ses nuits à 6 semaines

et ne plus boire la nuit et vous vous inquiétez car ce n'est pas le cas !

- Vos seins sont mous et vous pensez qu'ils n'ont plus de lait. C'est normal car la production se régule selon les besoins de Bébé.

Les 9 clés pour augmenter votre production de lait

1. Buvez à votre soif : pas moins de 8 verres d'eau par jour.
2. Aucun aliment n'est vraiment reconnu pour favoriser la fabrication du lait mais les mythes abondent. Essayez donc l'un de ceux de la liste qui suit. Au « pire », ça peut marcher ! Pain et céréales complètes, lentilles, millet, luzerne, quinoa, levure de bière, anis étoilé et fenouil, huiles de première pression à froid. Entre autres.
3. Reposez-vous le plus souvent possible.
4. Veillez à une bonne mise au sein de Bébé : on le répète et le répète encore, mais c'est primordial pour qu'un allaitement marche.
5. Mettez Bébé au sein le plus souvent possible.
6. Ne changez pas trop vite de sein en cours des tétées pour bien les vider.
7. Donnez les deux seins à Bébé à chaque tétée.
8. Vous pouvez essayer des médicaments pour encourager la lactation, en demandant conseil à votre pharmacien.
9. La phytothérapie peut aussi aider : charbon béni, fenouil…

Les 4 clés pour aider Bébé à recevoir plus de lait

1. Comprimez votre poitrine en cours de tétée pour donner à Bébé tout le lait disponible.
2. Tirez votre lait après la tétée pour le donner à Bébé (à la fin il y a du lait riche en graisses et c'est bon pour sa prise de poids).
3. Donnez la tétée pendant la nuit pour maintenir une bonne lactation.
4. Vous avez peut-être une faible capacité de stockage de lait : vous aurez besoin de donner le sein plus souvent que d'autres mamans.

Mes conseils de doula

- Vérifiez avec votre médecin que votre pilule ne peut pas faire baisser votre production de lait (c'est le cas de celles à base d'œstrogènes qui peuvent également passer dans le lait).
- Si vous avez eu une chirurgie mammaire, il se peut que vous ayez besoin de donner des compléments de lait à Bébé et de faire suivre Bébé de près !
- Si aucun problème véritable n'a été identifié par un consultant en lactation quant à votre production de lait ou les transferts de lait à Bébé, faites-vous confiance, car le manque d'encouragement de l'entourage et le stress peuvent faire diminuer votre lactation. De plus, évitez d'utiliser des tétines, surtout les 6 premières semaines tant que la lactation n'est pas vraiment installée.
- Buvez de bonnes tisanes de fenouil : cela relaxe et il paraît que c'est bon pour votre lactation. Le côté psychologique est très important. Vous n'êtes pas une machine !

38 QUE J'AIME TA COULEUR, CAFÉ !

La caféine pendant l'allaitement ? 300 mg par jour pour certains médecins, pas plus de 150 mg pour d'autres.

150 mg de caféine, c'est l'équivalent de 1 ou 2 tasses de café, mais aussi de 3 à 5 tasses de thé. Si vous vous autorisez un sachet de thé c'est 50 mg de caféine, un sachet de thé vert c'est 30 mg, une canette de Coca c'est 46 mg et une tasse de chocolat chaud c'est 8 mg. Eh oui, la théobromine présente dans le chocolat est l'équivalent de la caféine ! De la caféine, il y en a même dans le déca, mais 5 mg seulement par tasse.

Les effets de la caféine sur bébé

Bébé est trop stimulé : il est éveillé et très actif (attention, tous les bébés bien éveillés ne sont pas sous l'emprise de la caféine !). Il peut être maussade et avoir son sommeil perturbé : il va avoir des insomnies !

Les 3 clés pour limiter la caféine

1. Sachez où se cache la caféine : café, thé, Coca mais aussi certains médicaments comme ceux contre le rhume (lisez les notices !).
2. Optez pour le décaféiné pour le café mais aussi pour le thé.
3. Le chocolat pris en trop grande quantité peut conduire aux mêmes effets.

Petit tableau pour vous y retrouver

1 tasse de…	Taux de caféine en mg
Café moulu	135
Thé	60 à 70
Thé vert	30
Café décaféiné	5
Coca	46
Chocolat	8
Chicorée 100 %	0

Mon conseil de doula

Attention : la caféine est très lentement éliminée par l'organisme !

39 CANAL LACTIFÈRE BOUCHÉ

Le « canal lactifère obstrué » ou bouché fait partie des mastites c'est-à-dire d'une inflammation du sein, avec une particularité : une masse dans le sein, un point sensible sans fièvre ou une fièvre pas trop élevée !

Cela est fréquent si vous avez « sauté » une tétée ou encore que Bébé a fait sa nuit (même si c'était entre 13 h et 19 h !). Le lait s'est accumulé dans le canal et a fait un bouchon !

Comment reconnaître un canal bouché ?

- La masse peut changer d'endroit dans le sein.

- La douleur est très localisée et supportable.
- La fièvre, quand elle est présente, est aux alentours de 38°C
- À part ça, tout va bien !

Les 5 clés pour « déboucher » un canal lactifère

1. Comme tous les problèmes d'allaitement : engorgements, crevasses, mastite… un seul mot d'ordre : le repos !
2. Donnez le sein couchée avec Bébé près de vous pour l'allaiter à la demande : il n'y a rien de plus efficace.
3. Au chaud ! Prenez des douches chaudes avant la tétée ou faites des compresses chaudes.
4. Massez votre sein lors de la tétée en insistant (doucement) sur la petite masse de lait.
5. Des compresses de chou vert (voir réflexe 47 pour le mode d'emploi !) : amélioration garantie… par toutes les mamans qui les ont testées !

Paroles de maman

Claire, 35 ans maman de Théo : « Quand j'ai découvert une petite boule douloureuse dans mon sein, j'ai eu peur : je m'attendais au pire ! Finalement un petit bouchon, ça se soigne très bien. Je suis restée au lit avec mon bébé et quand je lui donnais le sein j'appuyais sur la boule pour la faire disparaître… et ça a marché ! »

Mon conseil de doula

Si les symptômes du canal lactifère bouché s'accompagnent de fatigue, d'une fièvre élevée et que la douleur est intense, il doit s'agir d'une infection : consultez votre médecin sans attendre !

40 CANDIDOSE

Encore des douleurs aux mamelons ? C'est peut être une candidose. La douleur est si forte, que l'allaitement peut être compromis !

Le coupable est le *Candida albicans* qui, lorsqu'il prolifère de façon anormale, devient pathogène. Parfois, il passe inaperçu d'autres fois, c'est insupportable. Menons l'enquête...

Les symptômes de la candidose
(on peut ne ressentir que la douleur)

- Douleur intense, lancinante qui apparaît tout à coup.
- Même si Bébé prend correctement le sein, ça fait mal et ça ne passe pas même si le sein est vidé !
- On ressent des brûlures sur le mamelon et la douleur irradie le sein.
- Le mamelon peut avoir une apparence tout à fait normale ou être irrité, peler ou encore être blanc !
- Votre bébé a de l'érythème fessier ou du muguet.

Les 4 clés pour éviter la candidose

1. Évitez la fatigue. Elle favorise la venue des candidoses, des mycoses vaginales qui se propagent aux seins.
2. Pas trop d'hygiène (ni pas assez !) et attention à l'humidité : changez souvent vos coussinets d'allaitement.
3. Certains traitements antibiotiques peuvent favoriser les candidoses.
4. Soyez vigilante si vous souffrez de canaux lactifères bouchés ou d'une hyperlactation !

Les 6 clés pour s'en débarrasser

1. Respectez bien votre traitement même quand les symptômes ont disparu.
2. Évitez à tout prix la re-contamination.
3. Lavez-vous les mains dès que vous touchez le mamelon atteint.
4. Les tétines sont des nids à candida !
5. Stérilisez tout ce que Bébé va mettre dans sa bouche : tétines de biberons, sucettes, jouets…
6. Changez quotidiennement de soutien-gorge.

À savoir

Les traitements en cas de candidoses mammaires sont des antifongiques locaux à donner à Maman mais aussi à Bébé (sous forme de gel à mettre dans sa bouche) ou un traitement par voie orale si cela ne suffit pas.

Certains médecins pourront prescrire du violet de

gentiane. Comme son nom l'indique, il est violet…et il tâche! (bien suivre les recommandations du médecin et la durée d'utilisation).

Les traitements préconisés par LLL pour compléter les traitements médicaux sont les suivants.

- Avalez 3 fois par jour quelques gouttes d'extrait de pamplemousse dans 30 ml d'eau avant d'appliquer le traitement local. Ça marche aussi avec du vinaigre blanc dilué, du bicarbonate de soude (1 cuillère à café pour une tasse d'eau).
- L'exposition au soleil des zones atteintes pour accélérer la guérison.
- Une alimentation pauvre en sucre et riche en yaourt, la prise de probiotiques (comme du *Bifidobacterium bifidum*).
- L'homéopathie : demandez conseil à votre médecin.
- L'application de teinture de calendula, d'huile essentielle d'arbre à thé, la supplémentation en vitamine B, la prise d'oligo-éléments pour stimuler le système immunitaire.

41 CONTRACEPTION

Non, l'allaitement ne protège pas la femme d'une nouvelle grossesse. À moins de suivre scrupuleusement les règles de la méthode « Mama » (méthode de l'allaitement maternel et de l'aménorrhée) reposant sur le blocage de l'ovulation par la prolactine qui est l'hormone de la lactation. Mais si certaines pilules sont compatibles avec l'allaitement, d'autres risquent de faire baisser votre lactation. Voici plein d'infos à connaître avant d'aller voir votre gynéco... et de reprendre la pilule !

La méthode « Mama » en 6 points... inséparables

- Allaitement à la demande nuit et jour (au moins 6 à 10 fois / 24 heures).
- Pas plus de 6 heures entre les tétées.
- Que du lait maternel : ni eau, ni diversification alimentaire.
- Ne pas avoir eu son retour de couches (retour des règles).
- Le lait bu à sa source. Pas de biberons ni de tétines !
- Bébé a moins de 6 mois.

Les + : 98 % de succès si toutes les conditions sont respectées. Et cette méthode n'a aucun effet sur votre lactation. Vous pouvez interrompre cette méthode quand vous voulez et l'allaitement est encouragé !

Les – : difficile à tenir lors de la reprise du travail, prévoyez une autre méthode pour le moment venu !

La pilule

La minipilule : contraceptif à base de progestatifs, compatible avec l'allaitement mais elle doit être prise à heure fixe.

Les + : pas d'effets pour Bébé.

Les − : pas facile de surveiller sa montre quand on s'occupe d'un nouveau-né ! Et surtout, cela peut faire baisser votre production de lait.

Les autres pilules à base d'œstrogènes ont un impact sur la lactation et la font chuter. Il vaut mieux attendre la diversification de Bébé pour les utiliser.

Le préservatif

Très facile à utiliser et n'influe pas sur l'allaitement.

Les + : il protège des MST, méthode très efficace contre le risque de grossesse.

Les − : pas toujours facile de le remettre après 9 mois de sexualité libre !

Mes conseils de doula

- Cela n'arrive pas qu'aux autres : il y a beaucoup de bébés « fabriqués » pendant l'allaitement ou à la fin de l'allaitement. Alors rappelez-vous que l'allaitement ne protège pas d'une nouvelle grossesse ou bien préparez-vous à faire des « jumeaux irlandais », c'est-à-dire des enfants séparés de moins d'un an.
- Il y a d'autres moyens contraceptifs compatibles avec l'allaitement : stérilet, diaphragme… parlez-en avec votre médecin.

42 CONTRE-INDICATIONS À L'ALLAITEMENT

Nous citons ici des contre-indications formelles à l'allaitement maternel. Mais seul votre médecin peut vous autoriser ou non à allaiter en cas de maladie nécessitant un traitement, car celui-ci peut s'avérer incompatible avec l'allaitement. La prudence s'impose.

Cancer

En cas de traitement par la chimiothérapie, il faut sevrer Bébé le temps du traitement et le lait devra être testé avant de le lui redonner. Mais les tests préalables au diagnostic tels que rayons X, IRM, échographies sont compatibles.

VIH / SIDA

L'allaitement est un mode de transmission du virus.

Varicelle

La période d'incubation de la varicelle est de 11 à 21 jours et on est contagieux durant une semaine. La plupart des mamans ont eu la varicelle étant enfants ! Le risque est très important si la mère contracte la varicelle juste avant d'accoucher : il faudra séparer Maman et Bébé quelques jours et tirer le lait jusqu'aux retrouvailles.

L'herpès buccal et génital

Le bébé ne doit surtout pas être en contact avec la plaie. Si l'herpès se développe sur les seins, il faut arrêter l'allaitement, en raison d'un risque mortel pour un nouveau-né.

Les drogues dures

Un bébé atteint de galactosémie congénitale représente une contre-indication obligatoire à l'allaitement.

Pour les médicaments, le tabac, l'alcool et les maladies « courantes », reportez-vous aux réflexes concernés pour en savoir plus.

43 DOULA

Des millions d'Américaines font appel à des doulas pour se faire accompagner pendant leur grossesse mais aussi leur allaitement. Progressivement, ce métier émerge en France. Pourquoi ne pas en profiter ?

À l'origine, le mot *doula* désignait la servante présente à l'accouchement dans la Grèce antique. La doula moderne est une « coach » de grossesse et d'allaitement, un mot qui fait parfois peur aux Françaises mais qui a l'avantage d'être explicite : c'est un complément (certains diront un luxe ou un service élitiste !) du suivi médical traditionnel et cela ne le remplace nullement.

Ni sage-femme, ni médecin, la doula materne les futures mamans (et papas) lancées dans l'aventure de la grossesse… mais aussi de l'allaitement.

La doula est une femme possédant une formation spécifique – les formations reconnues depuis des dizaines d'années sont américaines ou canadiennes.

Aux États-Unis, les doulas sont spécialisées : de celles qui s'occupent de la période prénatale, à celles qui soutiennent la femme à l'accouchement et même celles qui aident les nouvelles mères lors des premiers temps avec Bébé ! Chaque future mère peut trouver une aide adaptée à ses besoins.

Cette nouvelle profession arrive en France mais n'a pour le moment aucune reconnaissance, et c'est pourquoi nous vous conseillons les doulas qui se sont formées aux États-Unis, au Québec ou dans les pays anglo-saxons où ce métier existe depuis les années 70.

Impact de la doula sur l'allaitement

Comportement alimentaire du bébé à 6 semaines

	Sans doula	Avec doula
Allaitement exclusif	29 %	51 %
Allaitement à la demande	47 %	81 %
Problèmes d'allaitement	63 %	16 %
Nombre moyen de jours d'allaitement exclusif	24	32

Source : *The doula book : How a trained Labor companion Can Help You have a Shorter, Easier, and healthier Birth*, second edition by H klaus, M.D, John H. Kennel, M.D, and Phyllis H. Klaus, CSW, M.F.T.

Les 3 clés de la doula pour l'allaitement

1. Tous les trucs à savoir pour allaiter sans soucis : les bonnes positions pour la mise au sein, comment savoir si un bébé reçoit assez de lait ?
2. La disponibilité par mail ou téléphone 24 h / 24 d'une femme avec laquelle vous avez établi une relation de confiance et parfois même de complicité.
3. Une aide concrète pour la mise au sein de Bébé dès la naissance et des conseils avisés.

Comment trouver la doula de vos rêves ?

Petit questionnaire à soumettre à votre éventuelle doula…

- ***Quelle est votre formation en tant que doula ?***
(Rappelez-vous que cette profession n'est pas reconnue en France mais que des organismes américains ou canadiens proposent des formations à distance ou même en France plusieurs fois dans l'année).
- ***Quels services proposez-vous ?***
Il s'agit de services proposés à la femme enceinte : faire un plan de naissance, apporter de l'information selon les besoins, faire de la relaxation, soutenir moralement une future maman : bref, materner la future mère qui se pose beaucoup de questions et qui a besoin d'écoute…
- ***Quelle est votre histoire en tant que maman ?***
(une doula n'est pas forcément maman)
L'idée est de faire connaissance pour créer un climat de confiance et de compréhension mutuelle. …/

- ***Quels sont les « plus » de votre formation ?***
  Formation en allaitement, en maternage, en portage...
- ***Quels sont vos prix ?***
  Entre 40 et 60 euros par rencontre (d'une durée de 2 h 30 environ) et entre 300 et 500 euros pour une présence à l'accouchement.
  En Angleterre, entre £10 et £15 (15 à 23 euros) / heure en postnatal, £150 (230 euros) pour la présence à l'accouchement et des forfaits globaux entre £300 et £600 (450 à 900 euros).
  La doula adapte ses honoraires aux circonstances : maman solo, maman étudiante, maman chômeuse...
  Mais vous pouvez mettre les services d'une doula dans votre liste de naissance (car ce n'est pas remboursé par la Sécu !)
- ***Êtes-vous disponible à la date prévue de mon accouchement et avez-vous quelqu'un pour vous remplacer ?***
- ***Avez-vous des références ?***
  Les coordonnées des parents que vous avez accompagnés...
- ***Est-ce que l'on peut se rencontrer une première fois sans engagement ?***
  La première rencontre avec la doula doit être sans engagement car c'est vous qui choisissez !
- ***Quelle est votre philosophie concernant la naissance ?***
  La doula ne doit pas prôner un mode de naissance plutôt qu'un autre ni vous pousser à allaiter ou à éduquer vos enfants d'une certaine façon (pas de prosélytisme !).

Programme des rencontres avec une doula

(exemple tiré de mon site : www.madoula.fr*)*

- Une rencontre pour faire connaissance (sans engagement).
- Informations générales sur la grossesse (dates clés, les droits de la femme enceinte...).

- Prendre soin de soi (relaxation, yoga, alimentation, choix pour accoucher...).
- Créer un plan de naissance pour ne pas être prise au dépourvu le jour J.
- Tout savoir sur l'accouchement (interventions médicales, les petits trucs pour appréhender la douleur...).
- La préparation postnatale (postpartum immédiat, la fatigue avec Bébé, préparation de l'allaitement...).
- Après l'accouchement : une rencontre pour faire le point sur l'accouchement et les premiers jours avec Bébé.
- Après l'accouchement : une deuxième rencontre avec les questions des parents...
- À l'accouchement (si les parents en font la demande) : soutien émotionnel, relaxation...

Mais la doula s'adapte aux besoins des parents et est joignable à tout moment...

Mes bonnes adresses

- www.childbirthinternational.com
- www.mereetmonde.com (annuaire des doulas formées en France).

44 DOULEURS DES MAMELONS ET DES SEINS

Les douleurs et tiraillements dans les seins sont normaux les premiers jours de l'allaitement : vos mamelons ne sont pas encore habitués à la succion et quand Bébé tète vous sentez qu'il happe vos seins. Cela peut être un peu douloureux mais la gêne doit passer entre le 3e et le 6e jour. Sinon, cela signifie qu'il faut changer quelque chose dans la conduite de l'allaitement.

Avoir mal aux seins et aux mamelons peut signifier beaucoup de choses quand on allaite : il faut savoir dépister les problèmes et surtout essayer de les éviter !

Les 14 clés pour prévenir les douleurs

1. Une bonne prise du sein par Bébé. Le téton n'est pas « pincé » après la tétée : il a gardé sa forme initiale.
2. Variez les positions d'allaitement pour exercer des pressions différentes sur le mamelon.
3. Laissez sécher votre téton à l'air (ou en laissant votre soutien-gorge ouvert sous votre tee-shirt) après la tétée au moins 10 minutes après avoir fait perler quelques gouttes de lait maternel.
4. Soutenez vos seins au cours de la tétée.
5. N'utilisez pas de coussinets d'allaitement avec du plastique : préférez-les en coton.
6. Mettez des coquilles d'allaitement pour ne pas faire coller vos mamelons à vos coussinets ou à votre soutien-gorge.
7. Évitez les crèmes à enlever avant de faire téter Bébé. Créez une barrière humide autour du mamelon : crème Lansinoh (pas besoin de la retirer avant l'allaitement).
8. Allaitez d'abord du côté le moins douloureux car la succion est plus forte avant le réflexe d'éjection du lait.
9. Si vos seins sont trop pleins et que Bébé n'arrive pas bien à les prendre en bouche au début de la mise au sein, exprimez un peu de lait avant.

.../

Les 14 clés pour prévenir les douleurs (suite)

10. Ne tirez pas sur le sein pour retirer Bébé : mettez votre petit doigt à la commissure de ses lèvres et enlevez votre sein de sa bouche avant d'enlever votre doigt.
11. Nourrissez Bébé plus souvent, comme ça il est moins goulu.
12. Si vous êtes fatiguée : allaitez Bébé au lit.
13. Appliquez du lait maternel sur vos mamelons en fin de tétée.
14. Traitez rapidement les crevasses, les canaux lactifères bouchés et les engorgements pour ne pas cumuler les petits soucis !

Les causes possibles des douleurs

- Une mauvaise position de Bébé au sein.
- Bébé est distrait et tourne la tête tout en restant au sein.
- Bébé tire quand il se décroche du sein.
- Le frottement du soutien-gorge qui n'est pas 100 % coton.

45 CREVASSES

Encore un bobo de l'allaitement auquel vous pouvez être confrontée les premières semaines. N'imaginez pas qu'il faille endurcir vos mamelons pour éviter ces petites fissures appelées crevasses mais aussi les gerçures qui sont encore plus profondes. Non, comme toujours, le même mot d'ordre : une BONNE POSITION DE BÉBÉ AU SEIN ! Mais une fois que les crevasses sont là, c'est très facile de les faire disparaître en quelques jours : ayez les bons réflexes !

Les 5 clés d'une bonne prévention des crevasses

1. Bébé prend correctement une grande partie du mamelon.
2. Évitez de porter des coussinets d'allaitement humides (cela arrive très vite les premiers temps) : préférez-les lavables et en coton.
3. Enduisez vos mamelons de la petite crème à la lanoline pure qui fait des merveilles (Lansinoh).
4. Ça marche aussi très bien en faisant perler quelques gouttes de votre lait… aux propriétés antiseptiques.
5. Oubliez les conseils qui préconisent de laver vos seins à l'eau avant chaque tétée : cela favorise l'humidité et l'apparition des crevasses.

Quand les crevasses sont là

- Vérifiez toujours la position de Bébé au sein (voir réflexe 12) !
- Restez le plus possible « les seins à l'air » : pas très « socialement correct » mais idéal pour soigner les crevasses.
- Si vous gardez votre soutien-gorge, préférez-le en coton, tout comme les coussinets qui ne doivent pas être recouverts d'une matière imperméable.
- Tartinez les crevasses de votre petite crème à la lanoline.
- Pas de crème sous la main ? Votre lait fera des merveilles pour la cicatrisation de vos mamelons.

- Si vous avez vraiment très mal, votre médecin peut vous prescrire du paracétamol pendant les 3 jours que vont durer les crevasses… pour allaiter Bébé sans douleur.

Mon conseil de doula

Certaines plantes peuvent vous aider comme les baumes à base de grande consoude (en usage externe) ou encore des crèmes à base de vitamine E. Demandez conseil à votre médecin avant toute utilisation !

46 RISQUES DE POLLUTION DU LAIT MATERNEL OU COMMENT FAIRE UN LAIT 100 % BIO

Puisque tout passe dans le lait maternel, les polluants aussi : DDT, dioxine, plomb, insecticides et PCB se retrouvent dans le lait à des taux variables. Le lait maternel reste pour autant une ressource naturelle qu'il faut protéger pour que le bébé prenne son lait à la source... sans soucis ! Le lait, « même pollué », reste l'aliment le plus adapté à Bébé, mais vous pouvez le préserver encore plus... en suivant quelques conseils.

Les 10 clés pour minimiser les risques

1. Lavez et épluchez les fruits et légumes pour ôter les résidus de pesticides.
2. Limitez votre consommation de viande et de produits laitiers trop gras qui concentrent les polluants liposolubles. …/

Les 10 clés pour minimiser les risques (suite)

3. Préférez les viandes maigres et ne consommez pas la peau du poulet (la graisse concentre les polluants liposolubles).
4. Évitez de consommer les poissons des espèces les plus grosses, celles qui vivent dans les fonds marins ou ceux des lacs qui peuvent être pollués par le mercure (thon frais, espadon, loup, requin par exemple). Mais les poissons sont d'excellentes sources de fer, de zinc et d'oméga 3 : ne vous en privez pas !
5. Évitez l'utilisation de pesticides, d'insecticides, peintures, solvants...
6. Évitez les lieux traités récemment par les insecticides.
7. Fuyez la proximité des décharges.
8. Limitez l'absorption de médicaments à l'indispensable.
9. Fuyez plus que jamais l'automédication.
10. Évitez les pertes de poids importantes qui remettent en circulation dans le sang les polluants stockés.

Source : Betty Crase, *Pesticides and breastfeeding*, 1994.

Mes conseils de doula

- Pourquoi ne pas vous mettre au bio qui offre des fruits, légumes et céréales complètes non traités.
- Les recommandations de prudence concernent le thon : ne pas consommer du tout de thon frais et limiter la consommation de thon en conserve à une fois par semaine.
- Les aliments bio sont paraît-il plus riches en vitamine C.
- Le plus important ? Bien laver les légumes et les fruits, qu'ils soient bio ou pas...
- Les nitrates se trouvent aussi comme conservateurs dans les charcuteries emballées ou les fromages.

47 ENGORGEMENT

Bébé a entre 2 et 6 jours : le « vrai » lait arrive !

Vous guettiez avec une certaine impatience la montée de lait maternel qui prend le relais du colostrum et voilà vos seins pleins, tendus, douloureux... Cela peut s'étendre aux aisselles avec, parfois, une légère fièvre. C'est bon signe ! Vous produisez du lait en abondance pour nourrir votre bébé. En effet, un afflux de sang parvient aux seins en même temps que se produisent cette montée laiteuse et le gonflement des tissus : l'engorgement, c'est cela.

Toutes les mères ne sont pas égales devant ce phénomène bien naturel. Certaines sentent à peine leurs seins se remplir. D'autres ont l'impression que leurs seins vont éclater, et leur bébé n'arrive même plus à attraper le mamelon !

Le type d'engorgement diffère lui aussi d'une femme à l'autre : il peut concerner l'aréole ou l'intérieur du sein, toucher un seul sein ou les deux, être intermittent ou constant... Les possibilités sont multiples.

Rassurez-vous, même si vous ne faites rien, cela va passer en 48 heures : la production de lait va s'adapter aux besoins de votre bébé. Sauf exceptions rares, la nature fait bien les choses, et il faut juste l'aider un peu afin de passer ce cap qui peut être difficile et fatiguant.

L'engorgement intervient souvent lors de la montée de lait, mais il est susceptible de revenir à tout moment de votre allaitement : fatigue, Bébé malade qui tète peu, Bébé qui fait ses dents, retour de couches, sevrage rapide... Les recettes pour le traiter seront les mêmes.

Comment prévenir l'engorgement

- Faites téter Bébé le plus vite possible après la naissance.
- Allaitez à la demande sans regarder votre montre.
- Allaitez en étant détendue.
- Faites vider entièrement le sein par Bébé.
- Assurez-vous de la bonne position de Bébé au sein.

Quand l'engorgement est là

Le réflexe : vous devez continuer d'allaiter… et vous avez intérêt à le faire ! Au moins 10 fois par 24 heures.

Les 13 clés pour soulager l'engorgement

1. Portez un soutien-gorge d'allaitement qui ne comprime pas vos seins.
2. Entre les tétées, mettez des compresses froides ou des glaçons dans un gant (le froid soulage la douleur) par périodes de 20 minutes.
3. Appliquez des compresses chaudes sur vos seins juste avant de nourrir votre bébé ou encore mieux, pour vous détendre, prenez une douche ou plongez dans un bain chaud ! Mais pas plus de quelques minutes sinon vous obtiendrez l'effet inverse.
4. Exprimez un peu de lait manuellement et surtout n'utilisez un tire-lait que de façon très ponctuelle pour vous soulager et permettre à Bébé de bien attraper le mamelon.
5. Reposez-vous avec Bébé près de vous : ça c'est bon pour l'engorgement, votre émerveillement et votre moral !

…/

Les 13 clés pour soulager l'engorgement (suite)

6. Appliquez des feuilles de chou vert entre les tétées ! Lavez à l'eau claire deux grandes feuilles de chou vert, ôtez la veine principale, faites des trous pour les mamelons (ça ce n'est pas obligatoire !), placez-les au réfrigérateur avant de les glisser dans votre soutien-gorge. Retirez-les au bout de 2 ou 4 heures quand elles sont flétries ! Et surtout ne les « portez » pas trop longtemps car cela affecterait votre production de lait.
7. Allaitez le plus souvent possible et même la nuit environ toutes les 2 heures. S'il le faut, réveillez Bébé ! Et faites-le téter longtemps pour vider vos seins.
8. Adoptez la position de la louve (voir réflexe 28) : Bébé est couché à plat sur le dos et vous êtes installée au-dessus de lui pour l'allaiter.
9. Un léger massage avant la tétée peut suffire aussi !
10. Demandez à votre médecin de vous prescrire des antidouleurs adaptés si la douleur vous épuise !
11. Confectionnez une « pompe-carafe » si vous avez une âme de bricoleuse ! Il vous faut une carafe d'au moins 5 centimètres de diamètre : remplissez-la d'eau très chaude en la tenant avec un linge ; videz l'eau ; posez votre sein sur le goulot de façon à boucher la carafe et attendez que l'intérieur de celle-ci refroidisse doucement : un vide se crée, cela exprime un peu de lait… et vous soulage !
12. Consommez du persil, de l'oseille, de la tisane de sauge (n'en avalez pas non plus des quantités astronomiques car cela réduit la production laiteuse) et évitez carottes crues, lentilles, topinambours, fenouil, anis étoilé (quoique ça ne se trouve pas dans les plats des maternités en général !).
13. Buvez de l'artichaut en ampoule ou faites des cataplasmes de graines de fenugrec (demandez conseil à votre pharmacien !).

5 erreurs à ne plus commettre

1. Espacer les tétées à cause de la douleur… cela ne ferait qu'empirer l'engorgement !
2. Utiliser des coques d'allaitement qui compriment le sein et favorisent l'engorgement.
3. Donner des biberons de complément au moment de l'engorgement.
4. Mettre Bébé à la pouponnière la nuit car cela espace trop les tétées.
5. Faire téter Bébé fréquemment mais trop brièvement sans vider les seins.

48 FATIGUE

« Arrête d'allaiter, tu es trop fatiguée, tu vas t'épuiser ! » Quelle jeune mère n'a jamais entendu cette phrase ? L'allaitement est le responsable de tous les maux d'une jeune maman au cours des premiers mois de son bébé. C'est vrai, Bébé vous réveille la nuit, tète toutes les deux heures, monopolise votre attention, pique vos réserves de fer, est collé dans vos bras… Mais qu'en est-il d'un bébé qui prend le biberon : il pleure aussi, on doit le changer, le bercer pour l'endormir, le prendre dans les bras… et même se lever la nuit pour faire son biberon. Quelques différences : Papa peut donner le biberon la nuit (mais il doit quand même se lever à 7 h pour aller travailler !) et le lait industriel ne prend pas vos réserves de fer… mais pas celles de graisse non plus !

En un mot, c'est le bébé qui fatigue sa mère, et cela n'a rien à voir avec son mode d'alimentation !

Vous venez de fabriquer un bébé et c'est un travail à plein temps qui a duré 280 jours, 24 h / 24 sans aucune pause ! Votre corps va avoir besoin de temps pour récupérer : certains médecins recommandent d'attendre un an avant d'envisager une nouvelle grossesse pour bien récupérer. La fatigue s'accumule pendant la grossesse et aussi à l'accouchement.

Les 6 clés pour économiser la fatigue

1. L'allaitement est un très bon moyen de récupération : pendant que Bébé tète, les hormones de la lactation vous procurent un sentiment de détente.
2. La nuit est faite pour dormir : allaitez en position couchée près de Bébé (rendez-vous au réflexe 23 pour bien suivre les règles du co-dodo sans risques !).
3. Faires-vous aider, surtout pour les tâches ménagères : quelques heures par semaine c'est du temps à consacrer à Bébé en plus ! Si vous ne pouvez pas payer une femme de ménage, pensez aux échanges de services ou sollicitez vos proches.
4. Vous pouvez même demander l'aide d'une sage-femme à domicile les premiers jours de votre retour à la maison pour vos soins postnataux (on ne le sait pas assez !).
5. N'invitez pas mais faites-vous inviter !
6. Rencontrez d'autres mamans.

Mon conseil de doula

Consommez des aliments antifatigue (céréales complètes, bananes…) ! Augmentez les apports de calcium, potassium et fer dans votre alimentation. Le reste peut attendre ! Pensez avant tout à vous, à Bébé, et à vos autres enfants si vous en avez !

Paroles de mamans

Laure, 33 ans : « Mon médecin m'a conseillé d'arrêter l'allaitement. Il dit que ça me fatigue trop et que j'ai trop de carences. »

Cécile, 37 ans : « Je suis fatiguée et j'allaite ma troisième fille depuis 5 mois mais je pense que c'est parce que je dois m'occuper de mes deux autres enfants. D'ailleurs, c'est celui de 3 ans qui se réveille la nuit, pas le bébé ! »

Aurélie, 29 ans : « J'ai vraiment l'impression de ne faire que ça depuis 3 mois. J'essaye de voir le bon côté : les anticorps que je donne à mon bébé… même si ça m'épuise. »

Axelle, 34 ans : « Avec mon premier enfant, j'ai été séduite par le biberon mais maintenant que j'ai découvert l'allaitement avec mon deuxième bébé, j'ai l'impression de mieux récupérer. Très appréciable aussi : je ne me lève plus la nuit pour faire chauffer un bib' ».

49 FAVORISER LA LACTATION

On ne le répètera jamais assez : pour avoir une bonne lactation, il faut que Bébé prenne correctement le sein (voir réflexe 12), qu'il soit souvent mis au sein sans restriction de durée et que les tétées ne soient pas espacées de façon arbitraire. N'oubliez pas qu'il faudra environ 6 semaines pour que votre lactation soit complètement installée.

Mais vous pouvez aussi vous tourner vers des remèdes naturels et une alimentation qui favorise la lactation. Chaque maman va trouver ce qui lui convient le mieux (vous pouvez copier les autres !).

Les 5 clés pour aider Bébé à prendre le plus de lait possible au sein

1. Comprimez la poitrine (voir page suivante « Compression du sein ») pour que Bébé boive tout le lait disponible.
2. Donnez à boire plus souvent : c'est-à-dire de 8 à 12 fois par 24 heures pour relancer la lactation qui se fait selon l'offre et la demande.
3. Proposez les deux seins à chaque tétée.
4. Ne changez pas de sein tant que Bébé n'a pas vidé le premier correctement.
5. Essayez de tirer au tire-lait ce que Bébé n'a pas pris au sein pour lui donner avant la prochaine tétée.

Petites recettes

Il n'y a aucune étude qui prouve l'impact de l'alimentation sur la lactation mais beaucoup de mamans ont leurs petites recettes qui marchent…

- Quelques gouttes d'anis dans un verre d'eau chaude.
- Ajoutez du basilic et du cumin dans vos préparations culinaires.

- Mangez des aliments riches en vitamines E (avocat, banane, orge, huile d'olive, sardine...).
- Consommez des carottes râpées fraîches ou des jus de carottes et des amandes.
- Buvez des tisanes de graines de fenouil (1 cuillère à café par tasse à laisser infuser 10 minutes).

Paroles de mamans

Marilyne : « Je ne jure que par le Galactogyl, médicament à base de plantes qui stimulent la lactation : 3 à 4 cuillères à soupe par jour. Ce sont des petits granulés qui ont le goût de sucre. »

Mélanie : « Moi, je n'ai pas arrêté de mettre dans mes salades des graines de fenugrec (à moudre !) que je trouvais dans les magasins bio et je buvais des tisanes de fenouil. »

Claire : « Au lieu de prendre de la bière comme me le conseillait ma grand-mère, j'ai opté pour des tasses d'Ovomaltine bourrées de malt d'orge. »

Mon conseil de doula

Du repos !

Compression du sein : à faire quand Bébé tète mais ne boit pas.

- Prenez Bébé avec un bras.
- Tenez le sein de l'autre main avec le pouce sur le dessus du sein et les autres doigts loin du mamelon en dessous.
- Vérifiez le rythme de déglutition du bébé.
- Comprimez le sein si Bébé se met à tétouiller et que la

succion n'est plus efficace : cela ne doit pas faire mal et Bébé doit recommencer à bien avaler du lait.
- Comprimer le sein aide le lait à couler : Bébé obtient plus de lait et surtout le lait en fin de tétée est plus riche.

50 LAIT ANTI-BOBOS

Le plus naturel des onguents en cas de crevasses ou pour les éviter ? Quelques gouttes de lait à enduire sur vos mamelons avant de les laisser sécher à l'air libre.

Le lait maternel a des vertus antiseptiques reconnues mais sous-utilisées. Alors à vous de tester ce petit remède 100 % bio, naturel, bourré d'anticorps et sans contre-indications (bien sûr cela ne vaut que pour les petits bobos et cela ne remplacera pas les médicaments prescrits par votre médecin). Mais cela vaut la peine d'essayer !

Les 3 conseils pour soigner avec le lait
(d'après les mamans qui ont essayé)

1. En cas de rhume, prenez une dosette de sérum physiologique vidée et remplissez-la de lait maternel fraîchement tiré puis envoyez le précieux liquide dans son petit nez.
2. En cas d'érythème fessier, appliquez du lait maternel au moment du change.
3. En cas de crevasses pendant l'allaitement pour Maman, faites perler quelques gouttes de votre lait puis massez votre mamelon avant de laisser sécher à l'air libre.

À savoir

L'association des lactariums nord-américains (Human milk banking Association of North America, HMBANA) inclut, parmi les raisons les plus courantes de prescrire du lait de donneur : la prématurité, les allergies, les intolérances au lait maternisé, les déficits immunitaires, les états postopératoires et les maladies infectieuses.

Paroles de maman

Claire, maman de Théo, 13 mois : « La première fois que j'ai entendu parler de l'utilisation du lait maternel comme remède pour les petits bobos c'était lors de ma première réunion d'une association de promotion de l'allaitement et je n'y croyais pas, je trouvais ça grotesque. Je mettais bien mon lait pour protéger mes mamelons des crevasses mais je n'osais pas l'utiliser pour mon bébé. Mais j'ai essayé cet hiver et dès que le rhume pointe le bout du nez, j'utilise mon lait et cela a l'air de bien fonctionner si je le fais aux premiers signes. »

Mes conseils de doula

- Si vous ne vous sentez pas l'âme d'une testeuse en matière de « bobologie », utilisez votre lait pour mitonner des bons petits plats à Bébé lors de la diversification au lieu d'acheter du lait de croissance au prix de l'or !
- Quand les crevasses sont là : le plus efficace est de faire un « pansement de lait maternel » avec le lait de fin de tétée à déposer sur une compresse stérile et la recouvrir de film alimentaire avant de la laisser (pas plus de 6 heures) dans votre soutien-gorge !

51 LA TÉTÉE : LA REPRENDRE, LA STIMULER

Tous les petits réflexes à avoir pour enlever Bébé du sein, le remettre au sein, le stimuler en douceur !

L'enlever du sein

Pour lui faire « lâcher » le sein : mettez votre petit doigt propre (puisque vous l'aurez lavé avant chaque tétée, bien sûr) à la commissure de ses lèvres. Vous pouvez aussi exercer une légère pression sur votre sein près de ses lèvres. Surtout ne pas essayer de tirer sur votre mamelon : cela est très douloureux et sera vain.

Reprendre une tétée interrompue

Dites à Bébé de faire AAAHH : il comprendra très vite si vous le faites en même temps que lui (parole de maman, ça marche aussi avec un tout-petit !), puis approchez rapidement et fermement Bébé de votre sein (et non l'inverse pour ne pas prendre une mauvaise position) pour qu'il saisisse une grande « bouchée de sein ».

Stimuler un bébé en cours de tétée

Faites perler une goutte de lait : cela a toutes les chances de plaire à Bébé. Pourquoi ne pas essayer de changer sa couche : il est peut-être embêté si elle est sale.

Mon conseil de doula

Il ne faut pas réveiller un bébé qui dort pour la tétée sauf si c'est un bébé de petit poids qui a besoin d'être sollicité pour prendre plus de lait ou si vous souffrez d'un engorgement du sein.

Paroles de maman

Marine, 29 ans, maman de Paul : « Mon bébé n'était pas très motivé pour téter les premiers jours de l'allaitement. Alors, je lui chatouillais la plante des pieds et cela déclenchait sa succion. J'ai gardé ce réflexe à chaque fois qu'il s'endormait trop vite au sein sans prendre sa ration. »

52 MALADIES DE LA MÈRE

Vous avez un rhume, la grippe, un début de gastro, une angine ? Ce n'est pas pour cela que vous devez arrêter d'allaiter votre bébé. Les maladies « courantes » n'empêchent pas l'allaitement, au contraire !

Les 5 raisons de continuer d'allaiter

1. Bébé a été au contact du virus en même temps que vous, quand vous n'aviez encore aucun symptôme.
2. Bébé reçoit vos anticorps.
3. Même s'il tombe aussi malade, il luttera plus efficacement grâce à vos anticorps.
4. Vous pouvez continuer d'allaiter en restant alitée. .../

5. Si vous sevrez rapidement Bébé parce que vous êtes souffrante, vous risquez d'avoir d'autres soucis en plus dus à l'engorgement qui risque de se produire.

Mon conseil de doula

N'oubliez pas de dire à votre médecin que vous allaitez pour qu'il vous prescrive des médicaments compatibles avec l'allaitement.

Paroles de maman

Claire, 33 ans : « Mon fils avait un mois et demi et j'ai attrapé une gastro. Quand j'y pense, le plus dur aurait été de me lever faire des biberons. J'étais au lit avec mon bébé collé au sein. J'ai été malade 3 jours et mon bébé se portait comme un charme ! »

53 MASTITE

Encore une maladie de l'allaitement ! Mais cela ne vous aidera pas d'arrêter d'allaiter.

Une zone chaude, douloureuse et rouge sur une partie du sein et des symptômes grippaux ? Cela doit être une mastite. La mastite survient à la suite d'une fatigue, d'un stress, d'un engorgement mal traité ou d'un canal lactifère bouché mal soigné… ou encore de tétons crevassés.

Beaucoup de mamans ont arrêté de nourrir leur bébé au sein car certains médecins demandent l'interruption de l'allaitement en cas de mastite ; alors que l'antibiothérapie peut être compatible. En cas d'écoulement de pus par le mamelon, l'allaitement est bien entendu suspendu du côté atteint le temps que le traitement antibiotique agisse.

À savoir

Le goût du lait est parfois modifié avec une mastite, il est plus salé et Bébé peut alors refuser de le boire. Mais le lait va reprendre son goût habituel au bout de 24 à 48 heures de traitement. Continuer à allaiter avec une mastite n'a aucune conséquence pour le bébé : cela peut, en revanche, être douloureux pour vous. N'ayez aucune crainte sur la qualité de votre lait, il n'est pas infecté, il est toujours apte pour l'allaitement.

Les 8 clés pour combattre la mastite

1. Si Bébé ne veut plus prendre votre sein : tirez régulièrement votre lait pour ne pas avoir d'engorgement.
2. Si allaiter Bébé vous fait souffrir, donnez en premier le sein qui n'a pas de mastite car Bébé tire plus fortement en début de tétée quand il a très faim.
3. Vous pouvez tirer votre lait au tire-lait et le donner autrement à Bébé (voir réflexe 32).
4. On ne le répétera jamais assez : reposez-vous !
5. Appliquez des compresses chaudes ou prenez un bain chaud pour faire écouler du lait du sein malade entre les tétées et des compresses chaudes ou froides pendant l'allaitement.
6. Procédez à un massage doux de votre sein pendant que Bébé boit.
7. Ne vous laissez pas abattre : continuez à bien manger pour aider votre corps à bien se défendre.
8. En plus de votre traitement antibiotique prescrit par votre médecin, demandez-lui de vous donner de l'ibuprofène contre la douleur.

Paroles de maman

Cathy, maman de Léa : « J'ai dû abandonner l'allaitement à cause d'une mastite car les médecins de la maternité ne m'ont pas laissé le choix et je ne savais pas que certains antibiotiques étaient compatibles avec l'allaitement. »

54 MÉDICAMENTS

Vous allez prendre peur en lisant la plupart des notices des médicaments. Presque toutes déconseillent ou même contre-indiquent la prise du médicament aux femmes qui allaitent leur bébé. Vous lirez à peu près ceci : « Ce médicament passe dans le lait maternel ; en conséquence, l'allaitement est déconseillé. » Mais voilà, vous avez très mal aux dents, à la tête, vous avez une gastro, une angine... bref, vous avez besoin de vous faire soigner. Comment savoir ce qu'il est possible de prendre ? *Le Vidal*, document de référence des médecins en France, adopte le principe de précaution. Alors où trouver l'info ? Il faut toujours parler avec votre médecin quand vous allaitez, même pour prendre des médicaments sans ordonnance car tout passe dans le lait !

À savoir

Les médicaments passent dans le lait à la hauteur de 1 % de ce que la mère a pris par voie orale. De nombreux antibiotiques sont compatibles : pas besoin de sevrer Bébé pour soigner votre rage de dents... à condition d'avoir l'aval de votre médecin. D'autre part, certains médicaments sont compatibles avec l'allaitement mais ils peuvent influer sur votre lactation.

Mes conseils de doula

- Prévenez toujours votre médecin que vous allaitez… même pour un rhume.
- La Leche League France possède la liste des médicaments du « Committee of Drugs de l'American Academy of Pediatrics » remis à jour en permanence : renseignez-vous auprès de LLL, mais là encore, le dernier mot doit revenir à votre médecin.
- Ne vous automédiquez jamais tant que vous allaitez. Un numéro disponible pour les parents : du lundi au vendredi de 9 h à 16 h 30 : 01 40 44 39 14 (lactarium de Paris).

55 REMÈDES DE GRAND-MÈRE

Nous voulons synthétiser ici toutes les herbes, légumes… qui peuvent soulager les petits maux de l'allaitement. Cela ne vous fera aucun mal et, même si rien n'est prouvé, ces remèdes ont été utilisés depuis très longtemps. À vous de les tester sans risques !

Les bobos de l'allaitement : à faire… à éviter…

Trop de lait

Buvez du jus d'artichaut en ampoules. Prenez du persil et de la sauge.

Pas assez de lait

Consommez du fenouil, de l'aneth, du carvi, du cumin, du fenugrec, de la bourrache, de la verveine, de l'anis étoilé, de la réglisse… Mangez des carottes fraîches, des feuilles de fenouil, des lentilles, des amandes, des céréales complètes…

Crevasses
Appliquez du lait maternel sur les mamelons.

Mastite
Préparez des compresses d'infusion de persil ou des compresses d'argile avec de l'huile de millepertuis.

Engorgement
Appliquez des cataplasmes de feuille de chou vert (voir réflexe 47) et des compresses d'eau chaude ou d'infusion de persil.

Baby blues
Consommez de la réglisse (sauf pour les hypertendues) ou de la gelée royale.

56 ET LES PAPAS DANS TOUT ÇA ?

Le papa n'est pas un problème, mais il peut ressentir l'allaitement comme sa mise à l'écart. Alors, comment faire comprendre au nouveau papa qu'il peut être utile à plein d'autres choses et que tout ne passe pas par le biberon ? Pour presque tout le monde, la principale occupation d'un nouveau-né est de manger et on pense donc (souvent à tort) que c'est la chose la plus gratifiante à faire ! Mais ce n'est pas forcément la plus facile : engorgement, bébé au sein plusieurs heures par jour, fatigue... Alors, les papas ont plein de belles choses à faire avec Bébé pour créer le lien : les changes, les bains, les promenades... et même donner des biberons de lait maternel (quand l'allaitement aura trouvé son rythme de croisière après les 6 premières semaines).

Le « papa blues » existe. Il veut qu'on s'occupe aussi de lui. Il a peut-être aussi couvé pendant 9 mois : pris du ventre, il a peut-être eu des nausées et enfin, il a aussi accouché ! Et maintenant il ne se sent plus considéré car en plus, si vous allaitez, il ne peut pas nourrir son bébé alors que vous, vous l'avez déjà porté neuf mois… Bref, Papa a du mal à trouver sa place.

Les signes annonciateurs du « papa blues »

Il est patraque : nous sommes en plein mois de juin, il fait 25 °C mais il a attrapé froid ? Il a besoin de sortir pour prendre l'air car il est débordé ? Il se sent mis à l'écart, parvient parfois à vous le dire : « Pourquoi tu ne t'occupes pas de moi ? » Votre compagnon est en plein « papa blues ».

Les 13 clés pour occuper un papa qui ne veut pas être à l'écart

1. Changer les couches : ce n'est pas forcément une corvée et en plus les selles de bébé allaité n'ont pas d'odeur (ou presque, comparées à celles des bébés nourris au biberon !).
2. Donner le bain à Bébé et en faire un moment de partage et de détente.
3. Calmer Bébé qui pleure en lui proposant le petit doigt tout propre avec l'ongle du côté de la langue.
4. Porter Bébé en écharpe. De plus en plus de papas s'y mettent : Bébé se calme contre la chaleur de son père tout en étant bercé !

…/

Les 13 clés pour occuper un papa qui ne veut pas être à l'écart (suite)

5. Se mettre au massage bébé pour quelques minutes de détente zen !
6. Le papa doit materner une maman qui allaite : pas de stress, pas de ménage à faire pour bien produire du lait !
7. Se mettre aux fourneaux pour préparer de bon repas équilibrés… qui vont aussi profiter à Bébé !
8. Organiser l'intendance : choisir le pédiatre, la baby-sitter, faire les lessives, aller acheter des beaux pyjamas…
9. S'occuper des aînés (s'il y en a !) qui en profitent pour se rapprocher de leur père.
10. Prendre son congé paternité (11 jours consécutifs).
11. Faire prendre l'air à Bébé au parc.
12. Prendre des initiatives : il y a toujours quelque chose à faire avec un bébé : l'important est de participer !
13. Et pour les plus participatifs, Papa peut même soutenir la maman qui allaite en restant près d'elle sur le canapé ou le lit, en lui faisant la conversation et devenir un auxiliaire indispensable : apporter un verre d'eau, des coussins, faire faire le rot à Bébé…

Paroles de papas (pour une fois)

Mathias : « Je suis devenu l'expert des soins à la sortie de la maternité : c'est moi qui nettoyais le cordon car ma femme ne voulait pas y toucher de peur de faire mal à Léa, et moi je me sentais indispensable. »

Clément : « Finalement, l'allaitement c'est pratique aussi pour le papa : je n'ai jamais eu besoin de faire 100 allers-retours dans le couloir pour l'endormir. Elle s'endormait tranquillement au sein sans pleurs et pendant ce temps je préparais un bon petit dîner pour ma femme et moi ! ».

Mon conseil de doula

J'organise des rendez-vous de jeunes papas pour que les papas stressés puissent se rencontrer et discuter. Il existe aussi des groupes de paroles dans quelques maternités. Renseignez-vous !

57 SEINS MOUS

Avant la montée de lait, vos seins vous semblaient « mous », vous étiez à l'affût du lait. Une fois que la montée de lait a eu lieu, vos seins se remplissent pleinement et vous sentez même les montées laiteuses. Et puis, un jour, souvent au bout d'un mois, vos seins vous semblent vides, raplapla ! Et c'est la panique : vous pensez que Bébé n'aura plus assez à manger. Détendez-vous : sachez que la loi de l'offre et de la demande n'épargne pas la lactation !

À savoir

Au début, vous allez sentir vos seins se remplir entre les tétées. Puis la production de lait s'adapte aux besoins spécifiques de votre bébé et les seins vont diminuer de volume graduellement sans abîmer votre poitrine.

Mes conseils de doula

- Rassurez-vous en vérifiant que Bébé reçoit assez de lait, c'est-à-dire qu'il mouille suffisamment de couches par jour (6 à 8 au début), a des selles et, surtout, qu'il prend du poids !
- Le lait ne déborde plus ? Profitez-en pour vous acheter de jolis soutiens-gorge d'allaitement.

58 SÉPARATION MÈRE-BÉBÉ

À la naissance, Maman et Bébé peuvent être séparés pour de nombreuses raisons : ictère du nourrisson, suites de la césarienne pour la maman, hospitalisation du bébé, bébé prématuré... Nous essayons de récapituler ici ce que peut faire une maman allaitante lorsqu'elle est contrainte à une séparation de courte durée ou à se séparer plus longtemps de Bébé. L'objectif ? Vous donner des pistes concrètes pour ne pas interrompre l'allaitement ni entraver la lactation.

Les 4 clés pour constituer sa « banque de lait »

1. Profitez d'un moment où les seins sont très remplis pour tirer du lait : le matin est idéal pour de nombreuses mamans car le lait va couler facilement !
2. Ne sautez pas la tétée de nuit (et donc le « tirage » de la nuit) car la prolactine est très efficace.

.../

Les 4 clés pour constituer sa « banque de lait » (suite)

3. Tirez un peu de lait après chaque tétée quand vous avez Bébé près de vous : vous serez moins angoissée si vous prenez un peu de lait à chaque fois au lieu de vouloir tirer 90 ml d'un coup.
4. Tirez du lait du côté du sein opposé à celui que vous êtes en train de donner à Bébé : ça coule sans effort grâce au réflexe d'éjection.

Pendant la séparation, je fais quoi ?

- La séparation peut vous rendre anxieuse quelles que soient les raisons de celle-ci : reposez-vous pour entretenir votre lactation.
- Tirez votre lait régulièrement sans dépasser 6 heures d'intervalle entre les expressions de lait. Le mieux est de le faire au même rythme que le ferait Bébé (toutes les 3 heures pour un nouveau-né).
- Gardez une photo de votre bébé avec vous pour que les séances de tire-lait soient facilitées.
- Ne culpabilisez pas : vous n'êtes pas une mauvaise mère et vous n'allez pas rater votre allaitement.
- Si vous devez vous absenter juste pour plusieurs heures, ne faites rien, Bébé pourra vous attendre et vous n'aurez pas besoin de tirer votre lait : vous sentirez sans doute les montées de lait et cela peut vous tirailler un peu ; mais Bébé se rattrapera à votre retour et vous serez tous les deux soulagés !
- Donnez à votre bébé une couche en tissu imprégnée de

votre odeur ou un de vos foulards que vous déposerez dans son berceau : il gardera ainsi l'odeur de sa maman contre lui.

59 SURABONDANCE DE LAIT

Des fuites intempestives de lait, du lait qui gicle en spray juste avant la tétée, du lait qui coule de l'autre sein en cours de tétée... c'est normal et très courant les premiers temps de l'allaitement, mais pas automatique. Vos seins fuient car ils sont pleins de lait et votre réflexe d'éjection démarre à l'improviste.

Les 5 clés pour faire face aux fuites

1. Offrez le sein à Bébé sans attendre qu'il soit plein.
2. Essayez de moins espacer les tétées surtout lorsque l'allaitement se met en place.
3. Quand le lait coule de l'autre sein en cours de tétée, n'oubliez pas de mettre des coussinets d'allaitement (et de les changer après la tétée pour éviter la macération).
4. Si le lait a tendance à partir en spray à la mise au sein de Bébé (ce qui risque de l'énerver, de le faire pleurer...), faites couler un peu de votre lait avant de lui offrir le sein : il ne recevra plus ce jet dans la figure.
5. Quand le lait coule de façon intempestive : croisez les bras et posez chaque main sur l'épaule opposée en serrant doucement vos seins.

À savoir

Prenez ces petits inconvénients du bon côté : votre corps va trouver son rythme et la production de lait va s'adapter au rythme de Bébé. C'est un signe positif, car vous produisez du lait pour votre bébé ! Plus vous allez allaiter souvent, moins vos seins vont risquer de déborder.

Mon conseil de doula

Si vous avez vraiment beaucoup de lait, même après les premières semaines, pourquoi ne pas offrir votre surplus au lactarium pour en faire profiter d'autres bébés ? Le lactarium est un centre de collecte, d'analyse, de traitement et de distribution du lait maternel.

Mes bonnes adresses

Lactarium de Paris : 01 40 44 39 14 du lundi au vendredi, de 8 h 30 à 16 h 30.

60 NOUVELLE GROSSESSE

Si un nouvel heureux événement se profile déjà, vous pouvez décider de poursuivre l'allaitement de votre bébé ou bambin (selon son âge !), ou bien vous consacrer à votre nouvelle grossesse. Sachez que de nombreux enfants se sèvrent d'eux-mêmes pendant la grossesse de leur mère. Mais allaitement et grossesse ne sont pas incompatibles...

À savoir

- Les mamelons deviennent douloureux avec les changements hormonaux.
- Le lait va changer de goût et la production va diminuer au deuxième trimestre de la grossesse.
- Vous pouvez avoir des douleurs à l'utérus quand Bébé va téter, ce qui peut être une source de stress.
- Vous pouvez être plus impatiente lors des tétées.

Les 5 clés pour allaiter en attendant Bébé

1. Reposez-vous davantage !
2. Ayez une alimentation équilibrée et suffisante !
3. Au besoin, prenez des compléments vitaminiques !
4. Pensez à autre chose en donnant le sein : de la musique douce, un bon livre...
5. Écoutez-vous, et si vous voulez sevrer, faites-le sans remords !

Mes conseils de doula

- Pour diminuer les douleurs aux mamelons au cours de la tétée : variez les positions d'allaitement, faites téter Bébé de plus courts moments...
- Si votre bébé allaité a moins d'un an, il faut surveiller sa prise de poids car votre lait peut ne pas lui suffire : il faudra compléter avec des biberons de lait industriel.

61 TABAC

Si vous êtes fumeuse, il est quand même possible d'allaiter. Néanmoins, il faut essayer de réduire le plus possible votre consommation surtout si le nombre de cigarettes est important. Bien sûr, tout ce que vous consommez passe dans le lait, y compris la nicotine de vos cigarettes.

Le principal impact pour Bébé est la répercussion sur son sommeil qui s'envole en fumée (pour 40 % du sommeil en tous cas !) mais aussi une irritabilité, des nausées ou encore un lait au goût désagréable.

La concentration de nicotine dans le lait dépend :

- du nombre de cigarettes que vous fumez,
- de la concentration en nicotine de votre marque de cigarettes,
- du temps écoulé avant la tétée. Le pic de nicotine dans le lait se trouve entre 60 et 90 minutes.

Mes conseils de doula

- Ne faites pas profiter Bébé de la fumée : le tabagisme passif commence dès le berceau !
- Réduisez votre consommation.
- Fumez à l'extérieur de la maison.
- Ce n'est pas une contre-indication à l'allaitement.
- Des études ont montré que les enfants des fumeuses modérées nourris au sein ont un risque moindre d'être malades que les bébés de grandes fumeuses nourris au biberon ! Ce n'est pas une raison pour ne pas vous « patcher » pour l'occasion : en effet, le taux de nicotine est 2 à 3 fois moins élevé que dans du tabac !

62 RÉGIME

Plus besoin de suivre à la lettre l'énième régime proposé par votre magazine préféré ! L'allaitement fait perdre du poids et en plus, il vient vider les réserves faites pendant la grossesse : adieu culotte de cheval, poignées d'amour, peau d'orange... en un mot, vous perdez la graisse ! Mais cela va vous demander de la patience, car le processus n'aura pas lieu si vous allaitez quelques semaines seulement !

Si vous allaitez, vous aurez besoin de 500 calories supplémentaires par jour les six premiers mois par rapport à une maman qui n'allaite pas ! Puis 400 calories entre les 7 et les 9 mois de Bébé, le volume de lait produit baissant avec la diversification.

La recommandation de 2 700 calories au moins par jour peut varier d'une femme à l'autre : maman très active, maman sédentaire, maman fatiguée !

Vous devriez perdre entre 600 g et 800 g par mois sans rien faire (à part allaiter, bien sûr !) lors des six premiers mois et vous continuerez de perdre un peu de poids, même après un allaitement long d'un an !

Malheureusement et comme toujours, il y a des exceptions pour confirmer la règle !

À savoir

Estimation de besoin énergétique durant l'allaitement (les variations sont dues à votre degré d'activité !)

- Entre 1 et 6 mois de Bébé : 2 500 à 2 800 calories par jour.

- Entre 7 et 9 mois de Bébé : 2 400à 2 700 calories par jour.
- Entre 10 et 12 mois de Bébé : 2 300 à 2 700 calories par jour (dépend beaucoup de la quantité de lait à produire !)

Les 5 clés pour retrouver la ligne

1. Si vous voulez faire un « vrai régime » à tout prix : perdre du poids doit se faire graduellement et si vous consommez moins de 1500 calories par jour, cela risque d'altérer votre production de lait.
2. Vous pouvez bien sûr vous remettre au sport, à condition d'avoir fait votre rééducation périnéale (pas très rigolo, mais ça vaut le coup d'être fait sérieusement !).
3. Si votre alimentation est pauvre en calories (eh oui, vous n'avez pas le temps de penser à vous et vous « oubliez » de manger), ne vous inquiétez pas, cela ne va pas nuire à votre production de lait mais vous serez plus vite fatiguée car l'allaitement puise dans vos réserves.
4. Mangez à votre faim.
5. De l'eau, de l'eau ! Ne faites pas l'impasse sur les boissons : allaiter donne soif et n'attendez pas d'être assoiffée pour boire... mais ne vous forcez pas non plus !

Mes conseils de doula

- Ne vous lancez pas dans un « vrai régime » sans demander l'avis de votre médecin nutritionniste, pour ne pas avoir des carences alors que vous allaitez.
- Vous avez besoin de gras, de fibres, de calcium, de fer.
- Donnez à votre corps le temps de se remettre de la grossesse : attendez 6 semaines avant de refaire un sport intensivement. Pourquoi ne pas en profiter pour vous inscrire au yoga ou retourner à la piscine ? Rappelez-vous que fabriquer du lait demande de l'énergie, préférez les aliments « bons pour la santé » : des céréales complètes, des fruits frais... Souvenez-vous aussi que votre corps a besoin d'un an pour refaire ses réserves.

Rendez-vous au réflexe 87 pour tout savoir sur l'équilibre nutritionnel pendant l'allaitement !

63 BÉBÉ HOSPITALISÉ

Plusieurs réflexes vous seront utiles si vous êtes confrontée à ce problème au cours de votre allaitement : réflexe 97 pour tout savoir sur la façon de tirer votre lait et de le conserver, réflexe 58 sur la séparation maman / bébé, et celui-ci !

Il est évidemment difficile de laisser son bébé à l'hôpital pour y subir une opération ou des examens. Pour ne pas rajouter le stress d'un sevrage en plus de la séparation, voici quelques petits points à connaître :

Les 4 clés pour nourrir Bébé en votre absence

1. Votre lait sera le plus digeste et le plus adapté à votre bébé. Essayez de le tirer pour le lui apporter : il doit être consommé dans les 12 heures par votre bébé ou passer par la pasteurisation…
2. Essayez de savoir comment sera donné votre lait à Bébé : au biberon, à la cuillère, à la tasse ?
3. Le mieux est que la confusion sein / tétine soit impossible.
4. Du lait industriel pourra être donné en votre absence, mais vous devrez tirer votre lait pour entretenir votre lactation et pouvoir allaiter votre bébé à sa sortie ; sinon votre lactation risque de diminuer et de vous ajouter des soucis d'engorgement !

À savoir

- Le lait maternel peut être donné à votre bébé 3 heures avant une intervention chirurgicale contrairement au lait industriel. Bébé doit donc être à la diète moins longtemps !
- N'oubliez pas d'inscrire clairement le nom de votre bébé, la date et l'heure d'expression du lait et le numéro de sa chambre pour tout biberon de lait maternel que vous apporterez. Cela aidera à éviter les confusions.

Mon conseil de doula

La plupart des hôpitaux pédiatriques proposent aux mamans qui allaitent la possibilité de rester près de leur bébé jour et nuit pour le nourrir directement dès que cela est possible : n'hésitez pas à en discuter avec l'équipe soignante.

PARTIE 4

Bobos de Bébé : un problème… une solution !

64 BÉBÉ AUX BESOINS INTENSES

« Exigeant », « hypersensible », « insatisfait », « épuisant »... vous avez sans doute un BABI (Bébé aux besoins intenses). Quel est son profil et comment le gérer sans s'épuiser ?

Un bébé sensible, très attentif au monde extérieur et qui veut téter tout le temps ! Mais pas seulement... Il sursaute facilement et se réveille au moindre bruit, il pleure fort, proteste. Bref, il sait se faire entendre !

S'il a décidé de prendre le sein, inutile de lui proposer autre chose à la place. Idem s'il a besoin d'un contact physique. Il veut être pris dans les bras mais comme il l'a décidé (c'est lui qui choisit sa position !). Il veut aussi être consolé au sein, s'endormir au sein (et se réveille si on le met dans son lit) mais on ne peut pas l'apaiser toujours de la même manière... BABI réclame que l'on soit plus inventif qu'avec un autre bébé.

Cela dit, rassurez-vous, un bébé aux besoins intenses est « un bon preneur (qui) devient bon donneur plus tard. L'enfant partagera plus facilement, il se souciera davantage des besoins et des droits des autres enfants qui l'entourent », estime le pédiatre William Sears qui lui a consacré un ouvrage.

Comment réagir avec ce bébé qui passe son temps au sein de Maman, n'a pas d'horaires et fait des micro-siestes ?

Les 5 clés pour allaiter calmement un Babi

1. Éliminez les stimulations extérieures : tamisez la lumière, éteignez la radio...
2. Chantez pour l'apaiser.
3. Essayez plusieurs positions d'allaitement : Bébé va choisir celle qui lui convient... aujourd'hui !
4. Allaitez Bébé dans le porte-bébé ou dans l'écharpe de portage pour répondre à son besoin de contact.
5. C'est un bébé qui se cambre et qui tète très souvent car il a faim. Il est tonique et éveillé, il faut le calmer avant de lui proposer le sein et trouver une position d'allaitement dans laquelle il ne va pas prendre appui sur ses pieds. Il tétera plus efficacement en position couchée et la nuit !

À savoir

Les bébés pleurent souvent en fin de journée (pas seulement les bébés aux besoins intenses).

Il y a des moments où les bébés ont des poussées de croissance : à 3 semaines, 6 semaines puis à 3 mois. Ils ont donc besoin de téter plus souvent pour obtenir plus de lait.

Mes conseils de doula

- Marchez, passez l'aspirateur avec Bébé en porte-bébé ou mettez-le devant un aquarium rempli de poissons.
- Donnez-lui une tétine pour satisfaire son besoin de succion... intense aussi ! (À faire quand Bébé a 6 semaines au minimum pour ne pas perturber l'allaitement.)

Paroles de maman

Marilyne, maman de Clara : « Dès la naissance, ma fille était la championne des micro-siestes, les grands dodos duraient au plus une heure ! Et elle s'endormait au sein. Mais surtout, elle voulait y rester : pas question de la déposer dans son lit... au risque de la réveiller. Maintenant, à 15 mois, elle est indépendante et s'endort toute seule. Mais c'est une petite fille très éveillée et son rythme n'est plus anarchique. »

65 BÉBÉ GOULU... ET AUTRES

Vous voilà avec un petit barracuda. Un petit vorace qui se jette littéralement sur votre sein et qui le vide en 5 minutes puis... sur le deuxième sans reprendre son souffle. Et c'est normal ! Sa façon de se nourrir est un peu le reflet de sa personnalité.

À l'inverse, votre bébé est peut-être du style « gourmet », qui va manger lentement en savourant le contact avec sa maman. Eh oui, Bébé peut mettre 30 à 40 minutes pour vider votre sein en faisant des pauses pour avaler la même quantité de lait maternel que le petit barracuda !

La capacité de stockage des seins

Si vous disposez d'une capacité de stockage importante, Bébé obtiendra beaucoup de lait au cours d'une même tétée... sinon, Bébé devra téter plus souvent pour avoir sa ration quotidienne ! Si Bébé cesse de téter tout seul et lâche le sein, vous pouvez être sûre qu'il a obtenu ce dont il a besoin. Quand Bébé alterne les seins (même s'ils sont vidés), il va obtenir du lait de fin de tétée riche en lipides.

Mes conseils de doula

- Bébé peut aussi avoir soif et réclamer le sein quelques minutes sans faire pour autant un « vrai repas » !
- Les tétées fréquentes et courtes sont recommandées pour entretenir une bonne lactation mais vous pouvez très bien allaiter longtemps un petit barracuda car votre lactation et votre production vont s'adapter.
- Si Bébé pleure une vingtaine de minutes après la fin d'une tétée, donnez-lui le sein encore quelques minutes pour qu'il soit rassasié (eh oui, cela peut suffire !).
- Ne minutez pas les tétées : un petit barracuda obtiendra le lait de fin de tétée (riche en matières grasses et rassasiant) rapidement en vidant le sein énergiquement tandis que le petit gourmet aura besoin de ses 40 minutes pour obtenir ce lait bien riche !

66 BÉBÉ MALADE

Otites, rhinopharyngites, gastro-entérites sont des maladies de bébé courantes, fréquentes et inévitables, qu'ils soient allaités ou non ! Il n'est donc pas question d'interrompre l'allaitement : Bébé obtient des anticorps pour l'aider à se défendre et surtout, du réconfort au sein de sa maman. En plus, le lait maternel est plus facile à digérer.

Les 5 clés pour allaiter un bébé avec le nez bouché

1. Débouchez son nez au sérum physiologique et au mouche-bébé juste avant la tétée.
2. Humidifiez sa chambre et l'endroit où vous l'allaitez.
3. Allaitez Bébé en position verticale : dans vos bras ou dans un porte-bébé (voir « allaiter dans l'écharpe » au réflexe 19).
4. Proposez-lui le sein plus souvent et moins longtemps.
5. Bébé peut refuser le sein si son nez est trop encombré : tirez votre lait et proposez-lui autrement (compte-gouttes, cuillère, tasse…) (voir réflexe 32).

Les 5 clés pour allaiter un bébé en cas de diarrhées

1. Les selles sont vraiment liquides (comme de l'eau) et surtout très reconnaissables car nauséabondes !
2. N'arrêtez pas l'allaitement : on arrête l'alimentation au biberon mais pas au sein.

…/

Les 5 clés pour allaiter un bébé en cas de diarrhées (suite)

3. Donnez-lui le sein le plus souvent possible même s'il vomit pour ne pas qu'il se déshydrate.
4. Vous devez lui donner de l'eau en plus avec des solutions de réhydratation car la déshydratation est très rapide chez un bébé. En voici quelques signes : léthargie, bébé endormi pendant les tétées, fontanelles creusées… Contactez sans tarder votre pédiatre.
5. Chez un bébé plus grand, déjà diversifié, vous pouvez lui donner des compotes de pommes, de l'eau de riz et des purées de carottes.

67 BÉBÉ DORMEUR

Un bébé dort beaucoup mais… ne fait pas que ça !

Si votre nouveau-né tète moins de 8 fois par jour les premières semaines, s'endort avant la fin de la tétée, vous avez sans doute affaire à un « bébé dormeur ». Cette catégorisation va vous permettre de savoir si votre bébé est un dormeur qui mange à sa faim ou s'il manque de lait car il dort trop !

À savoir

S'il fait trop chaud quand il tète, Bébé va facilement s'endormir.

Les 9 clés pour réveiller un « bébé dormeur »

1. Mettre Bébé au sein avec juste sa couche.
2. Lui donner le sein en peau à peau : il aime être contre sa maman.
3. Le tenir en position verticale.
4. Évitez les lumières trop vives : tamisez l'éclairage !
5. Parlez doucement à Bébé pendant que vous lui donnez le sein.
6. Tapotez (tout doucement) le dos de votre bébé pendant l'allaitement.
7. Alternez plusieurs fois les seins en cours de tétée.
8. Faites couler votre lait sur les lèvres de Bébé pour le stimuler.
9. Caressez la tête de Bébé en faisant des petits massages circulaires.

Mon conseil de doula

Si votre bébé est un gros dormeur mais qu'il tète vigoureusement et prend du poids, vous avez de la chance, profitez-en pour en faire autant : dormez, dormez… cela risque de ne pas durer !

Paroles de maman

Marilyne, maman de Clara : « Ma fille s'endormait très vite au sein et je lui changeais alors sa couche en laissant juste une petite veilleuse. Cela la réveillait doucement et le fait d'avoir les fesses propres semblait la motiver à téter ! »

68 BÉBÉ PRÉMATURÉ

Le lait de la mère d'un bébé prématuré est adapté même si sa composition n'est pas la même que si elle avait accouché à terme. Son lait contient plus d'anticorps, de fer et de protéines pour les besoins de ce tout petit être. Ce n'est pas un hasard si les bébés en couveuse reçoivent du lait maternel, même si c'est celui d'une mère donneuse qui l'offre au lactarium.

D'abord nourri par perfusion puis par sonde gastrique, le bébé prématuré pourra téter au sein de sa mère sans aide ou avec un DAL (dispositif d'aide à l'allaitement, voir réflexe 32).

Nous avons donc demandé quels sont les conseils prodigués aux mamans de prématurés qui veulent allaiter… sans pour autant les mettre sous pression et c'est l'association « SOS Préma.com » qui nous a aidés à vous donner les bons réflexes. Les conseils suivants sont tirés du guide *Votre bébé est arrivé en avance* avec l'autorisation de l'association.

Les 4 clés pour entretenir votre lactation tout en étant séparée de votre bébé

1. Commandez votre tire-lait le jour de l'accouchement avec une ordonnance indiquant : « location d'un tire-lait avec set de pompage pour une durée d'un mois » afin d'obtenir le remboursement.
2. Préférez un tire-lait à double pompage pour gagner du temps et de l'efficacité.

…/

Les 4 clés pour entretenir votre lactation tout en étant séparée de votre bébé (suite)

3. Tirez chaque sein 6 fois par jour au moins 5 à 10 minutes les premiers jours puis aussi longtemps que votre lait coule ensuite.
4. Essayez de tirer votre lait sur place en venant voir votre bébé ou encore mieux après une séance de peau à peau.

Que faire du lait tiré ?

Vous devez identifier chaque biberon à l'aide d'une étiquette précisant : date, heure, nom et prénom de l'enfant, médicaments pris. Ensuite, passez-le sous l'eau fraîche et placez-le au réfrigérateur s'il est apporté dans un délai de 48 heures en néonatalogie, sinon, il faut le congeler. Vous pouvez cumuler dans le même biberon le lait tiré une même journée.

À savoir

Une circulaire ministérielle du 16/12/1997 relative au don de lait personnalisé d'une mère à son enfant hospitalisé préconise : « Si l'état de santé, le poids (> 1 500 g) et le terme (> 32 SA) de votre bébé l'autorisent, le lait que vous tirez pourra lui être donné cru, c'est-à-dire sans contrôle bactériologique ni pasteurisation à condition qu'il ait été recueilli et acheminé dans un délai inférieur à 48 heures. » « Quel que soit l'âge de votre bébé, tout lait tiré il y a plus de 48 heures devra transiter par un lactarium pour une pasteurisation. »

Mon conseil de doula

Faites-vous aider : vous en avez certainement plus besoin que les mamans de bébés nés à terme, surtout lors des premières mises au sein qui vont demander de la patience.

69 BESOIN DE SUCCION

Bébé tète pour se nourrir mais pas seulement ! Son geste exprime aussi un besoin de sucer, de téter même s'il n'a pas faim. Le bébé, encore fœtus, avait déjà commencé à sucer son pouce dans le ventre de sa mère à partir de la 16e semaine de vie utérine ! C'est un besoin physiologique de votre bébé pour obtenir du réconfort ; et cela risque de durer car 80 % des petits de deux ans tètent encore leur pouce !

Cela dit, si vous allaitez très souvent Bébé, à la demande, sans notion de durée, c'est votre sein qui deviendra l'objet consolateur ! Pour ne pas aller à l'encontre de ce besoin fondamental, laissez Bébé téter votre sein même tout juste vidé !

Les 4 clés pour assouvir son besoin de succion

1. Bébé va téter beaucoup les premières semaines car il est souvent au sein pour manger. Attention à ne pas minuter le temps qu'il passe au sein. Le besoin de succion est signe que votre bébé se développe bien.

.../

Les 4 clés pour assouvir son besoin de succion (suite)

2. Si Bébé est passé au biberon, laissez-lui une tétée le matin et le soir tant que vous en avez la possibilité.
3. Laissez-le tétouiller son pouce, un doigt.
4. Pourquoi ne pas le laisser choisir son doudou qu'il pourra sucer en cas de besoin !

Pour ou contre la tétine ?

Rappelez-vous que la confusion sein / tétine est possible les premières semaines et qu'il faut limiter l'utilisation de celle-ci pour éviter que Bébé n'arrive plus à téter correctement votre sein. Cela dit, de nombreux bébés allaités manient très bien les deux et arrivent à trouver du réconfort au sein de Maman et avec la tétine !

70 COLIQUES

« Mon bébé n'arrête pas de hurler tous les soirs, à la même heure et rien ne semble le calmer. » « Cela fait des heures que je le promène dans la maison pour le calmer, rien n'y fait. » Tout le monde vous le dit : ce sont des COLIQUES. C'est un peu le problème « classique » mais aussi « fourre-tout » que rencontrent de nombreux bébés. Il existe de nombreuses théories sur les coliques des bébés et mêmes les pédiatres ne sont pas d'accord entre eux sur leur origine : douleurs intestinales ou inconfort psychologique ? Il paraît que les bébés nourris au sein seraient plus concernés par les coliques à cause de la richesse du lait maternel en lactose… mais ce n'est pas automatique !

Les coliques touchent environ 15 % des bébés de moins de 3 mois, toujours à la même heure en soirée.

Comment calmer les souffrances de Bébé ? Comment ne pas culpabiliser, se décourager ni perdre ses nerfs ? Rassurez-vous, cela va s'arranger… au bout de 3 mois !

Les 10 clés pour soulager les coliques de Bébé

1. Répondez aux pleurs de votre bébé. Portez-le, le simple fait de le prendre dans vos bras va le calmer. Et n'écoutez pas ceux qui vont vous dire que vous aller en faire un bébé capricieux ! Le portage va, au contraire, lui donner confiance en lui et en sa maman !
2. Encore mieux : utilisez un porte-bébé ventral ou une écharpe de portage.
3. Massez son petit ventre avec le plat de votre main en tournant dans le sens des aiguilles d'une montre.
4. Posez une bouillotte sur son ventre pour soulager les spasmes.
5. Parlez-lui avec douceur et ne vous énervez pas (c'est facile à dire mais si vous êtes stressée, cela ne va rien arranger !).
6. Faites-lui faire le « petit bouddha » : son dos contre votre poitrine, assis dans vos mains, ses genoux repliés contre son ventre.
7. Buvez de la camomille : Bébé en boira donc aussi en prenant le sein.

…/

Les 10 clés pour soulager les coliques de Bébé (suite)

8. Le lait de début de tétée est riche en lactose, n'alternez pas trop vite les seins : il faut que Bébé reçoive le gras en fin de tétée.
9. Oubliez votre montre pour ne pas minuter les tétées.
10. Vous pouvez donner à Bébé un seul sein et lui faire vider : stimulez Bébé pour le faire boire longtemps.

La danse d'apaisement anticolique

Tenez Bébé dans vos bras ou dans un porte-bébé et enchaînez les mouvements suivants sur un rythme rapide :

1. **Avant-arrière :** un pas en avant et reculez pour vous retrouver les pieds joints.
2. **D'un côté à l'autre :** tournez la taille complètement à gauche puis à droite en gardant les pieds joints.
3. **De bas en haut :** gardez le dos bien droit et baissez-vous, relevez-vous, baissez-vous.

Cette danse d'apaisement n'est pas réservée aux bébés souffrant de coliques.

Source : Williams Sears (pédiatre et père de 8 enfants) dans son ouvrage Le bébé difficile, *LLLI.*

Mon conseil de doula

Ne culpabilisez pas et prenez aussi soin de vous : sortez prendre l'air et faites-vous aider. Vous n'avez qu'à décaler l'heure du dîner pour quelque temps : comme ça vous n'aurez pas tout à gérer en même temps.

Paroles de maman

Amandine, 27 ans : « Je n'en pouvais plus de le voir pleurer tous les soirs sans rien pouvoir faire pour l'aider. Mon mari l'a emmené faire un tour en voiture et il s'est endormi dans son siège-auto. C'est resté le rituel d'endormissement quelques semaines, mais tout le monde a gagné en sérénité. »

71 CROISSANCE DE BÉBÉ ALLAITÉ

Les bébés allaités et les bébés nourris au biberon n'ont pas le même rythme de croissance. Des études montrent que les bébés allaités ont une prise de poids supérieure aux petits nourris aux biberons les trois premiers mois, puis leur croissance est moins rapide ensuite. Les bébés allaités savent mieux réguler leurs besoins… eux-mêmes.

À savoir

Les courbes de croissance des carnets de santé ne sont pas adaptées à l'allaitement (allaitement exclusif de 6 mois, puis allaitement jusqu'à 2 ans en même temps que la diversification) ; c'est pourquoi l'OMS (Organisation mondiale de la santé) a décidé d'établir de nouvelles courbes de croissance.

Quelles sont les différences bébé allaité / bébé nourri au biberon ?

Les bébés allaités ont une croissance plus rapide les 3 premiers mois que ce que prévoient les courbes de croissance des carnets de santé. Après 6 mois, les courbes sont inférieures pour les bébés allaités. À 1 an, un bébé allaité à un poids inférieur au bébé nourri au biberon car il régule mieux ses besoins.

Il fait une poussée de croissance ! C'est quoi ?

Bébé a de plus grands besoins de lait : à 3 semaines, 6 semaines et 3 mois pour grandir ! Il va téter plus souvent et semble insatiable. Surtout, n'en déduisez pas que vous n'avez pas assez de lait. Proposez-lui le sein plus souvent le temps que votre lactation trouve les nouvelles proportions à produire !

Les prises de poids des bébés allaités

Filles : 190 g par semaine les deux premiers mois

Garçons : 230 g par semaine les deux premiers mois

0-3 mois : 500 à 1 000g / mois

3-6 mois : 300 à 600g / mois

6-12 mois : 200 à 300g / mois

Les 3 clés pour savoir si Bébé prend assez de poids

1. Vérifiez que Bébé reçoit bien votre lait : il mouille 6 à 8 couches, a 2 ou 3 selles et tète environ 8 à 12 fois par 24 heures !
2. Vérifiez qu'il est bien éveillé, que sa peau est souple.
3. Ses courbes de croissance sont harmonieuses.

Mon conseil de doula

Ne pas comparer la courbe de votre bébé avec celle des autres : tous les bébés sont différents (ça semble évident mais il faut s'en souvenir !).

72 SUBSTITUTS DU LAIT MATERNEL

On peut avoir besoin de donner à Bébé un autre lait que le lait maternel. C'est votre pédiatre qui vous conseillera le lait le plus adapté à votre bébé.

Depuis 1991, les laits infantiles ne s'appellent plus « laits maternisés » et ils doivent respecter une réglementation européenne : teneur en protéines, sucres, vitamines…

Il y a toujours une différenciation entre les formules destinées aux nourrissons jusqu'à 4 ou 6 mois, et les laits de suite à utiliser à partir de la diversification de Bébé.

Ces laits sont fabriqués à partir de lait de vache mais ils peuvent avoir des spécificités : enrichis en fer, antirégurgitations, hypoallergéniques… et ils sont recommandés jusqu'à 1 an avant de passer au lait de croissance.

Mais d'autres laits sont possibles même s'ils ne sont pas conformes à la réglementation, ils peuvent faire l'affaire s'il s'agit de remplacer l'allaitement pour quelques biberons seulement !

Un biberon « bio-végétal » en 5 points

1. Ce n'est pas du « vrai lait » mais un lait végétal issu de plantes oléagineuses ou de céréales germées.
2. À base d'amande : lait riche en calcium quand il est enrichi en algue, en manganèse et en fer. Il contient des vitamines A, B, C et E.
3. À base de noisette : à partir de 12 mois.
4. Le lait de riz : très digeste mais pauvre en protéines. Il peut aussi être utilisé en période de diarrhée.
5. Le lait de soja : son utilisation n'est pas recommandée à cause des apports en œstrogènes trop importants et du risque d'allergies croisées.

À savoir

Le lait de jument est le lait le plus proche du lait de femme !

Le code de l'OMS et de l'Unicef

Le code international de l'OMS et de l'Unicef sur la commercialisation des substituts du lait maternel (1981) protège l'allaitement maternel en édictant un code sur la commercialisation des laits pour nourrissons, biberons, tétines et autres aliments pour bébés.

Les 10 points du code

1. Interdiction de faire de la publicité pour les substituts.
2. Interdiction d'offrir des échantillons.
3. Interdiction de les promouvoir dans les établissements de santé.
4. Interdiction pour les fabricants d'approcher les mères pour offrir de l'information sur leurs produits.
5. Interdiction d'offrir des échantillons ou des cadeaux aux médecins, sages-femmes…
6. Interdiction d'utiliser des images ou des mots qui idéalisent l'alimentation artificielle (photos de bébés interdites sur les boîtes de lait).
7. L'information distribuée doit être factuelle.
8. L'information sur l'alimentation artificielle doit expliquer les avantages de l'allaitement maternel.
9. Interdiction de faire la promotion de produits inadaptés comme le lait condensé sucré.
10. Les fabricants et les distributeurs des substituts du lait maternel doivent respecter le code même si les gouvernements ne l'ont pas ratifié.

Mon conseil de doula

Ne choisissez pas un lait industriel car vous avez reçu un petit dépliant de conseils dans votre « boîte rose » à la maternité, ou encore que le nounours de la boîte de lait est attendrissant ou que c'était le lait distribué à la maternité : discutez-en avec votre pédiatre.

MES BONNES ADRESSES

Le code sur le site de l'OMS :
www.who.int/nutrition/publications/code_french.pdf

Et les biberons ?

Les tétines sont de plus en plus évoluées, elles reproduisent toujours mieux la forme du sein… pour « téter comme au sein ! »

Cela dit, un regroupement d'organisations environnementales américaines a publié un rapport en février 2008 montrant que le bisphénol A (substance très toxique) est libéré par le plastique et contamine donc le lait des bébés. Il vaudrait donc mieux revenir aux biberons… en verre ou en polyéthylène (biberons Medela ou « initiation » de Dodie).

73 JAUNISSE DU NOURRISSON

La « jaunisse du nourrisson », appelée aussi ictère. C'est la coloration jaune de la peau liée à la bilirubine à la naissance, quand le foie de Bébé se met à fonctionner. La jaunisse touche environ 50 % des nouveau-nés et n'est pas une contre-indication à l'allaitement. On conseille souvent aux mamans de donner du lait artificiel, ce qui peut compromettre le bon déroulement de l'allaitement sauf à le donner... au sein (si c'est possible grâce au DAL !).

Les 6 clés pour allaiter un bébé qui a un ictère

1. Allaitez souvent : au moins 8 fois / 24 heures.
2. La photothérapie, traitement préconisé pour l'ictère, va augmenter les besoins de Bébé en lait : si vous donnez des suppléments, faites-le avec un DAL (dispositif d'aide à la lactation, voir réflexe 32).
3. Vérifiez que Bébé prend correctement le sein et suffisamment de lait.
4. Bébé va éliminer la bilirubine par les selles : il doit donc boire beaucoup de lait surtout le lait de fin de tétée !
5. Exposez Bébé à la lumière directe du soleil.
6. Évitez de lui donner de l'eau.

À savoir

La jaunisse du nourrisson est due à un taux de bilirubine élevé et se déclare vers le 3e jour après la naissance. Elle va disparaître sans traitement particulier. On parle alors d'un ictère physiologique. Dans de plus rares cas, l'ictère précoce (se déclarant le premier jour) peut être pathologique et demande des traitements médicaux rapidement.

Mes conseils de doula

- Si Bébé a besoin de photothérapie pour éliminer la bilirubine, vous pouvez interrompre le traitement le temps de lui donner la tétée.
- La séparation maman / bébé n'est pas obligatoire pour recevoir le traitement.
- Un bébé souffrant d'ictère peut être somnolent.
- Si Bébé ne reçoit pas assez de lait, il peut développer une jaunisse.

74 LE HOQUET

Bébé a le hoquet qu'il avait déjà dans votre ventre. Cela peut vous inquiéter mais le hoquet n'est pas grave. Bébé a sans doute pris sa tétée trop rapidement, ou encore a-t-il été un peu trop glouton.

Les 4 clés pour passer le hoquet

1. Lui redonner un peu de lait.
2. Lui faire boire un petit peu d'eau préalablement bouillie et refroidie.
3. Changer la position d'allaitement.
4. Et pas grand-chose de plus… Le hoquet finira par passer tout seul

75 FISSURE LABIALE OU FENTE PALATINE

Ce sont des malformations congénitales touchant les lèvres et le palais. Elles sont traitées chirurgicalement. L'une et l'autre peuvent rendre l'allaitement plus difficile, voire impossible. Dans tous les cas, faites-vous aider.

Pourquoi allaiter quand même ?

Les raisons sont nombreuses : les bébés ayant une fente palatine qui sont allaités font moins d'otites que ceux nourris au lait artificiel. L'allaitement permet de solliciter de nombreux muscles du visage qui serviront pour le développement du langage plus tard. Le sein étant plus flexible que la tétine d'un biberon, Bébé boira plus confortablement. Et enfin, l'allaitement permet un rapprochement entre la mère et son bébé.

Les 5 clés pour allaiter un bébé avec une fissure labiale ou une fente palatine

1. Vous devrez essayer différentes positions pour aider Bébé à prendre le sein : cela demande de l'entraînement et de la patience.
2. Bébé peut avoir des difficultés à téter et du lait peut s'écouler par le nez en cas de fente palatine, ne vous inquiétez pas.
3. L'allaitement va demander beaucoup plus de temps que pour un bébé n'ayant pas ces malformations, soyez patiente.

.../

Les 5 clés pour allaiter un bébé avec une fissure labiale ou une fente palatine (suite)

4. Si votre bébé n'arrive pas à téter correctement, exprimez votre lait et donnez-le lui autrement : à la seringue, à la cuillère (voir réflexe 32). Faites-le si Bébé n'obtient pas le lait de fin de tétée ; ainsi, il aura le lait plus calorique qui va l'aider à grandir !
5. Cherchez du soutien auprès des associations de promotion de l'allaitement maternel pour ne pas vous décourager !

À savoir

L'allaitement peut être impossible avant l'intervention chirurgicale qui va refermer la fissure ou la fente mais des « prothèses palatines » existent : demandez plus d'informations à votre médecin.

Mes conseils de doula

- L'allaitement va demander beaucoup d'efforts à votre bébé et cela va le fatiguer, il risque de ne pas téter assez longtemps pour réussir à obtenir le gras de fin de tétée : multipliez les tétées et mettez-le au sein à chaque éveil calme.
- Bébé qui a une fissure ou une fente risque d'avaler beaucoup d'air : il va faire de nombreuses pauses et des rots…
- Votre bébé peut avoir besoin de supplément de lait s'il ne prend pas assez de poids.

76 JUMEAUX

Si vous voulez allaiter des jumeaux, préparez-vous ! Vous aviez l'impression que tout le monde vous regardait quand vous les attendiez. Ce n'était rien à côté des regards qui vont s'attarder sur vos deux bébés accrochés à vos seins.

Cela va vous demander beaucoup de travail, de patience et surtout de temps, et la responsabilité de nourrir deux bébés. Vous allez vous poser des questions telles que : « Est-ce que je vais produire assez de lait ? » « Comment vais-je survivre si je passe 24 heures de mon temps à les allaiter alors que je suis épuisée comme jamais ? » « Et les crevasses quand on allaite des jumeaux, on en a deux fois plus ? » Essayez d'en savoir davantage avant l'arrivée des bébés pour an-ti-ci-per et soulager votre anxiété.

Préparez-vous à l'allaitement dès que vous avez pris votre décision et sachez que vous pouvez arrêter si vous n'en pouvez plus, mais aussi vous faire aider !

À savoir

- La production de lait s'adapte à la demande.
- On peut allaiter les bébés en même temps (un à chaque sein) ou séparément.
- Il faut bien vous alimenter car l'allaitement de deux bébés vous fera dépenser 1 000 calories par jour.
- Donner des biberons prend autant de temps (imaginez : laver, stériliser toute une batterie de biberons, les préparer puis les donner). Cela dit vous pouvez être deux à les donner…

- Pour les allaiter en même temps, calez-vous sur le rythme du plus affamé !
- Achetez un coussin d'allaitement de grande taille : il sera un précieux allié.

Les 5 clés pour allaiter des jumeaux confortablement

Choisissez parmi les positions d'allaitement suivantes :

1. La « double position du ballon de rugby » : les bébés posés sur le coussin d'allaitement se touchent par la tête et leurs jambes passent sous vos aisselles.
2. La « double madone » : tous les deux en position de madone, les bébés vont se toucher par les pieds et leur têtes reposent sur vos avant-bras.
3. La « madone et rugby » : chacun dans l'une des positions…
4. Vous êtes allongée et les bébés sont eux aussi allongés sur votre ventre ou à genoux (n'oubliez pas de relever votre tête !).
5. (Voir réflexes 27 et 28).

Mon conseil de doula

Pour savoir quel bébé a été au sein gauche à la dernière tétée, pratiquez l'alternance toutes les 24 heures : un bébé va téter 24 heures au sein gauche et demain ce sera au tour de son frère ou sa sœur.

De l'aide !

Non, vous n'êtes pas surhumaine et si vous allaitez vos jumeaux il va falloir que l'intendance suive.

- Sollicitez le papa pour changer les couches, donner les bains...
- Tirez votre lait pour avoir un peu de répit afin que quelqu'un d'autre nourrisse les bébés.
- Ne faites pas le ménage quand vos bébés dorment : imitez-les pour récupérer !
- Trouvez des adresses d'associations de jumeaux... pour avoir un soutien adapté.
- Des amis veulent vous aider ? Qu'ils vous apportent de bons petits plats, qu'ils surveillent les bébés pendant que vous vous faites couler un bain, qu'ils fassent tourner vos machines de linge...

Mes bonnes adresses

www.allaitement-jumeaux.com

77 PLEURS

« Dis maman, pourquoi le bébé il pleure tout le temps ? » Les enfants ont l'impression que les bébés ne font que pleurer... et manger !

Mais si un bébé pleure, c'est parce que c'est son seul moyen d'expression : pleurs de colère, de faim, de douleur et même de plaisir ! Cela dit, ce n'est pas facile de s'y retrouver mais vous saurez comprendre votre bébé à force de l'entendre.

Bébé vient de manger et pourtant il pleure. Cela fait cinq fois qu'il tète ce soir mais il pleure et a l'air désespéré. Bébé a toujours une bonne raison et il faut donc lui répondre.

Les 9 clés pour répondre à ses pleurs

1. Il est mouillé : vérifiez sa couche car Bébé n'aime pas être sale et cela arrive souvent après une tétée.
2. Il a des coliques ou le « spleen du soir » : Bébé a besoin de téter « en grappes » c'est-à-dire de nombreuses fois à la tombée de la nuit pour soulager ses coliques ou ses angoisses de bébé.
3. Il se réveille la nuit en pleurant : il a sans doute faim. Les bébés ne font pas de caprices mais ont besoin de temps pour s'adapter au rythme circadien (jour / nuit).
4. Il vient de téter et pourtant il pleure : proposez-lui à nouveau le sein, il a besoin de quelques minutes supplémentaires pour se sentir repu.
5. Il peut aussi avoir soif : le lait maternel est composé à 90 % d'eau et le lait de début de tétée est très léger.
6. Il faut prendre votre bébé dans vos bras, le caresser, lui parler doucement pour le calmer et le mettre au sein : votre odeur, votre voix vont l'apaiser rapidement.
7. Il faut porter Bébé le plus souvent possible : une étude parue en 1996 dans la revue *Pediatrics* a montré une réduction de 48 % des pleurs de jour et une réduction de 51 % des pleurs de nuit des bébés portés.
8. Bébé a besoin de distraction : mettez-lui de la musique ou encore passez l'aspirateur a ses côtés.
9. Il peut avoir besoin de faire un rot.

Mon conseil de doula

Bébé peut avoir besoin de se retrouver au calme car les bébés sont parfois trop sollicités : les visites de la famille qui vient le découvrir, les jeux qui le stimulent un peu trop, les frères et sœurs qui courent autour de lui… bref, Bébé veut se re-po-ser !

78 REFUS DE TÉTER (GRÈVE DE LA TÉTÉE)

La grève de la tétée survient subitement, sans raison apparente entre 3 et 8 mois. Bébé refuse donc le sein et devient triste. Mais il y a de nombreux facteurs qui font qu'il va rejeter le sein de sa mère en plus de la grève de la tétée.

- Bébé s'agite à l'arrivée du lait : peut être que le réflexe d'éjection est trop fort.
  Ne lui donnez pas le premier jet de lait car cela risque de l'énerver.
- Bébé ne veut plus prendre le sein au cours de la tétée.
  Il a peut-être besoin de faire un rot.
- Bébé va se détourner du sein si on lui touche la tête en même temps.
  Ne le forcez pas à prendre le sein en lui maintenant la tête.
- Bébé peut être trop stimulé par ce qui l'entoure.
  Éteignez la télévision et évitez l'agitation autour de vous.

Les 5 clés pour que Bébé recommence à téter (au bout de quelques jours)

1. Essayez de changer votre position d'allaitement (voir réflexes 26 à 28) : Bébé aime le changement !
2. Bébé doit bien prendre le sein pour avoir envie d'y rester !
3. Si Bébé est enrhumé, fait ses dents, il peut avoir du mal à bien prendre le sein et à respirer en même temps : humidifiez la pièce où vous l'allaitez et proposez le sein plus souvent.
4. Mettez Bébé au sein dans les moments d'« éveil calme », par exemple au réveil.
5. Entre les tétées, favorisez les contacts peau à peau avec Bébé.

À savoir

Un bébé a beaucoup d'autres choses à faire que de téter : il veut observer ce qui se passe autour de lui, en particulier à partir de 4 mois ! Et un bébé sera très facilement distrait à partir de 6 mois.

Mes conseils de doula

- Essayez d'allaiter Bébé quand il dort ou en marchant (voir réflexe 19 « Allaiter dans l'écharpe »).
- Vous pouvez toujours donner votre lait à la tasse pendant quelques jours.

79 PERTE DE POIDS

Un bébé perd du poids dans les jours qui suivent sa naissance : il peut perdre de 5 à 9 % de son poids les trois ou quatre premiers jours avant de retrouver son poids de naissance. Cela concerne aussi les bébés nourris au biberon ! Passés les premiers jours, si un bébé perd du poids ou prend insuffisamment de poids, c'est qu'il ne mange pas assez. Pour le vérifier : il doit mouiller 1 ou 2 couches les premiers jours puis 5 à 6 couches pleines d'urine.

Pourquoi Bébé ne prend pas assez de lait ?

- Bébé reçoit des compléments d'eau qui le gavent et ne le nourrissent pas.
- Bébé a une tétine pour ses besoins de succion et cela le calme quand il a faim : il ne réclame pas assez le sein pour manger.
- Bébé est un gros dormeur et ne réclame pas assez souvent le sein : proposez-lui et réveillez-le au besoin.
- C'est un bébé léthargique, qui pleure peu et qui dort beaucoup. Non, ce n'est pas forcément un « bébé facile » qui ne réclame pas, mais un bébé qui n'a plus assez de forces pour faire entendre sa faim : réagissez et proposez-lui la tétée !

Les 4 clés pour aider Bébé à recevoir plus de lait en cours de tétée

1. Comprimez votre poitrine en cours de tétée pour donner à Bébé tout le lait disponible (voir réflexe 49).
2. Tirez votre lait après la tétée pour le donner à Bébé (le lait de fin de tétée est riche en graisses et c'est bon pour sa prise de poids).
3. Donnez la tétée pendant la nuit, quand la production est abondante.
4. Vos seins ont peut-être une faible capacité de stockage de lait : vous aurez besoin de donner le sein plus souvent que d'autres mamans.

80 RÉGURGITATIONS

Rappelez-vous ce qui figurait dans votre liste pour la maternité : bodies, pyjamas, nid d'ange et... bavoirs ou carrés de coton. Maintenant vous savez pourquoi : la plupart des bébés vont avoir des régurgitations, même au sein !

C'est normal

Si Bébé régurgite juste après la tétée, c'est normal à condition qu'il mouille au moins 6 à 8 couches bien remplies d'urine toutes les 24 heures, qu'il prenne correctement du poids (au moins 115 g par semaine au début de l'allaitement), qu'il n'ait pas encore 4 mois (son système digestif est encore immature). C'est normal aussi s'il a tout simplement trop mangé (car son estomac est encore tout petit).

Les 4 clés pour éviter les régurgitations

1. Bébé reçoit trop de lait à la fois (réflexe d'éjection de la maman trop fort) ?
   Faites couler les premiers jets de lait en dehors de sa bouche : ensuite le flux redevient normal.
2. Vous le bougez trop vite après la tétée ?
   Laissez Bébé à la verticale après une tétée pendant au moins 5 minutes.
3. Il a pris trop de lait à la fois ?
   Mettez Bébé au sein plus souvent, il va recevoir de plus petites quantités de lait au cours d'une tétée. S'il a plus de 6 mois, proposez-lui un peu d'eau à la cuillère pour qu'il patiente un peu…
4. Bébé ne supporte pas un aliment que vous avez mangé ?
   Vérifiez que vous n'avez pas introduit un aliment inhabituel ou un aliment en trop grande quantité (auriez-vous fini la plaquette de chocolat, hmm ?).

Mes conseils de doula

- Si les régurgitations vont de pair avec une mauvaise prise de poids : consultez votre médecin car il peut s'agir d'un reflux gastro-œsophagien (qui se déclare quand Bébé a entre 2 et 8 semaines) ou d'une sténose du pylore, une maladie gastro-intestinale.
- Il ne faut pas que les petites régurgitations se transforment en vomissements en jets car le danger est la déshydratation qui est très rapide chez les tout-petits.
- Votre médecin pourra vous prescrire des épaississants à donner avant la tétée si les régurgitations sont très importantes.

Et le rot ?

Bébé avale beaucoup moins d'air au sein qu'au biberon : le rot n'est donc pas obligatoire ! S'il a besoin de faire un rot, il vous le fera savoir... en pleurant s'il est gêné en cours de tétée ou à la fin. Dans tous les cas, gardez Bébé contre vous après chaque tétée avant de le recoucher pour lui permettre de faire son petit rot.

81 SELLES

On vous l'a dit et répété : « Madame, comptez les couches mouillées et souillées de votre bébé », mais voilà que cela vire à l'obsession !

La plupart des mamans de bébés nourris au sein se posent continuellement cette question : « Est-ce que je donne assez de lait à mon bébé, est-ce que ses selles sont normales et assez abondantes ? »

Voici un petit guide pour devenir experte : couleur, quantité, fréquences ... plus rien n'aura de secrets pour vous !

À savoir

C'est vraiment très important de bien noter le nombre de couches et leur contenu la première semaine de l'allaitement pour savoir si Bébé reçoit assez de lait. Les premiers jours qui suivent la naissance, il va évacuer le méconium ; une substance presque noire qui s'est accumulée dans son intestin durant la grossesse et qu'il doit avoir complètement évacuée au 5e jour après la naissance.

Fréquence des selles chez bébé

Âge du bébé	Nombre de selles / 24 h	Remarques
Jour 1 (naissance)	1	Méconium (couleur noire et collante)
Jour 2	1	Méconium
Jour 3	2	Les selles s'éclaircissent en même temps que Bébé prend plus de lait
Jour 4	2	
À partir du 5e jour	2	Les selles deviennent celles de tout bébé allaité : jaunâtres, pâteuses et granuleuses avec peu d'odeur
À partir de 6 semaines	2 à 5	Le rythme peut changer avec 1 selle / jour, 1 selle tous les 2 jours ou même 1 selle / semaine : si Bébé va bien, il ne faut pas s'inquiéter si les selles ont leur aspect habituel

Mes conseils de doula

- Tout bébé de moins de 6 semaines qui ne fait pas 2 à 5 selles substantielles par 24 heures ne reçoit pas assez de lait : vérifiez la position de Bébé pour qu'il tète de manière efficace au sein et ne le chronométrez pas.
- Bébé a peut-être besoin de prendre des suppléments de lait artificiel : demandez conseil à votre médecin si Bébé n'arrive pas à téter efficacement.

82 URINES

Si vous venez consulter ce réflexe, sachez qu'il est à lire avec le numéro 81 concernant les selles de Bébé. « Comment savoir si une couche est assez mouillée ? », « Combien de couches remplies de pipi mon bébé doit user en 24 heures ? », « Que signifie exactement une couche bien mouillée pour un nouveau-né ? » : voilà le genre de questions que se pose une mère ne donnant que son lait, qui ne veut pas affamer son bébé et vérifier qu'il reçoit bien son lait !

Les 2 clés pour reconnaître une couche bien mouillée

1. Remplissez une couche d'eau pour voir ! 2 à 4 cuillères à soupe d'eau au centre de la couche (30 à 60 ml).
2. Tenez un journal de bord les premières semaines pour compter les couches mouillées… et le nombre de tétées.

Âge du bébé	Nombre de couches mouillées / 24 h	Remarques
1er et 2e jour	1 ou 2	Bébé mouille peu de couches d'urine tant qu'il évacue le méconium
À partir du 3e jour	5 ou 6	
Après 6 semaines	Le nombre de couches peut diminuer un peu mais elles sont plus lourdes	Les couches doivent contenir 120 ml d'urine (le double du début)

Mes conseils de doula

- Si vous êtes une maman « bio » et que vous utilisez des couches lavables en coton, comptez 6 à 8 couches (pour 5 ou 6 jetables) par 24 heures.
- Utiliser le niveau de remplissage des couches pour savoir si Bébé prend assez de lait au sein ne fonctionne que si vous ne lui donnez pas d'eau en supplément.

83 SEVRAGE

L'OMS recommande 6 mois d'allaitement exclusif au lait maternel mais c'est sans doute oublier que les femmes n'ont pas un congé maternité de durée équivalente d'un pays à l'autre. Comment continuer à nourrir Bébé avec votre lait quand c'est votre premier bébé et que vous n'avez droit qu'à 10 semaines de congé postnatal, 22 semaines pour des jumeaux et si c'est votre deuxième enfant toujours 10 semaines !

Il n'y a donc pas de durée d'allaitement idéale : 2 jours, 2 semaines, 3 mois, 6 mois… C'est vous et vous seule qui devez prendre la décision de sevrer votre bébé.

À savoir

Ce n'est pas la peine de proposer à Bébé un biberon dès ses 3 jours « pour lui apprendre », si vous souhaitez l'allaiter 3 mois au sein. On peut sevrer un bébé et lui donner le lait industriel à la cuillère ou à la tasse car la succion se rapproche de celle du sein (et non pas du biberon). Quand Bébé a plus de 6 mois et est sevré du lait maternel, vous pouvez lui donner des petits-suisses, des yaourts adaptés aux tout-petits et enrichis en fer. Ils remplaceront le lait industriel qui, ayant un goût beaucoup moins sucré que votre lait, pourra être refusé par Bébé.

Les 5 clés pour un sevrage réussi

1. **Persévérez !** Le sevrage peut prendre de quelques jours à quelques semaines !
2. Ne soyez pas présente au moment des premiers repas sinon vous risquez de craquer : Bébé va pleurer et le sein sera la solution de facilité.
3. Ne passez pas directement au lait artificiel, tirez votre lait : la transition sera moins dure si Bébé reconnaît le goût de votre lait… même s'il doit l'avaler grâce à un biberon ou une tasse.
4. Faites-vous une « banque de lait » au congélateur tant que Bébé est encore allaité exclusivement : c'est plus facile et cela vous aidera beaucoup au moment du sevrage (voir réflexe 97).
5. Remplacez une tétée puis deux tétées deux jours plus tard et ainsi de suite pour remplacer toutes les tétées graduellement.

Mes conseils de doula

- Si vous devez remplacer votre lait par du lait artificiel, demandez conseil à votre pédiatre qui vous indiquera un lait adapté à votre bébé.
- Le sevrage est la fin très progressive d'une histoire. Cela peut être douloureux pour Maman ou Bébé mais cela ne signifie pas la fin de votre intimité : donnez-lui ses biberons tout contre vous et trouvez d'autres choses à partager, comme lui lire ses premières histoires !
- Bébé peut se mettre en grève et ne plus rien vouloir avaler, ne vous inquiétez pas, il ne se laissera pas mourir de faim.

Les mauvaises raisons d'un sevrage

- Votre entourage choisit pour vous : on vous trouve fatiguée, débordée…
- Vous devez prendre des antibiotiques : demandez à votre médecin de vous prescrire des molécules compatibles avec l'allaitement (il y en a beaucoup !).
- Bébé fait ses dents : beaucoup de bébés continuent à téter même avec des dents. Ce n'est pas pour autant qu'il va vous dévorer un sein !
- Bébé est malade : c'est lui rajouter un stress que de le priver du lait maternel.
- Vous êtes enceinte : cela n'est pas une indication au sevrage mais cela peut être douloureux : à vous de décider.

Paroles de maman

Claire, maman de Jean, 6 mois : « J'ai dû retravailler à la fin de mon congé maternité mais j'ai continué à allaiter Jean le matin le soir, c'était surtout des « tétées câlins » mais qui nous convenaient à tous les deux. Cela me donnait du courage le matin, et le soir cela nous donnait du temps pour nous retrouver tous les deux. Ça a duré deux mois ainsi et c'était vraiment un sevrage en douceur. »

84 SUPPLÉMENTS

Un bébé allaité a besoin, pendant les six premiers mois, essentiellement du lait de sa mère (recommandations de l'Unicef, l'OMS et la Société française de pédiatrie) et de quelques compléments ou suppléments. On vous conseillera peut-être de lui donner de l'eau, du fer, du fluor, des suppléments de lait industriel…

Les 6 clés pour vous aider à vous y retrouver parmi les suppléments

1. **Eau :** en cas de très grosse chaleur mettez Bébé au sein très souvent, sans restriction ; le lait maternel est composé à 90 % d'eau ! Surveillez d'éventuels signes de déshydratation.
2. **Lait industriel :** si votre bébé ne prend pas assez de poids vous pouvez compléter par du lait industriel à donner à la cuillère ou à la tasse pour ne pas entraîner une confusion sein / tétine.
3. **Fluor :** les suppléments en fluor ne sont plus recommandés chez les bébés de moins de six mois.
4. **Fer :** le fer contenu dans le lait maternel est bien assimilé grâce à la vitamine C et au lactose qui facilitent son absorption.

…/

Les 6 clés pour vous aider à vous y retrouver parmi les suppléments (suite)

5. **Vitamine D :** de la naissance à 18 mois supplémentez votre enfant en vitamine D (800 à 1000 UI / jour).
6. **Vitamine K :** 2 mg par semaine pour prévenir la maladie hémorragique du nouveau-né et tant que l'allaitement est exclusif.

85 BÉBÉ ALLERGIQUE

Les allergènes alimentaires passent dans le lait de la mère. Vous devez donc éviter d'en consommer, en particulier si des antécédents d'allergie existent dans la famille. La diversification alimentaire ne doit pas non plus débuter avant les 6 mois de Bébé. Voilà un nouvel avantage de l'allaitement : il peut prévenir l'apparition d'une allergie ou en retarder la manifestation.

À savoir

- Les bébés nourris au sein seraient moins allergiques que ceux nourris au lait industriel.
- Beaucoup de bébés issus d'une famille d'allergiques seraient allergiques au lait de vache et même de soja.
- Les bébés allaités au moins 3 mois ont moins de risques de développer de l'asthme et une dermatite atopique.

Un bébé peut être allergique au lait !

Pas au vôtre, mais au lait de vache qu'il consomme aussi si vous buvez du lait, mangez du fromage, des yaourts... bref, tout ce que vous ingérez arrive jusqu'à Bébé. Pas d'affolement pour autant, il faudra juste le vérifier ! Dans ce cas, vous devrez réduire au maximum vos apports de produits laitiers.

Mes conseils de doula

- Si vous êtes une famille d'allergiques, attendez 1 an avant de donner du lait de vache, du poisson et des œufs !
- L'allaitement exclusif au sein est recommandé... encore plus !
- Ne consommez plus d'arachide. Heureusement, ce n'est pas un produit de première nécessité !
- Si vous êtes tentée de remplacer le lait par du lait de soja, sachez qu'il est possible que cela ait un effet sur les hormones reproductives : demandez à votre médecin du lait sans lactose.

PARTIE 5

En vitesse de croisière…

86 TOUT DEVIENT FACILE APRÈS 6 SEMAINES

Le corps a besoin d'un peu de temps pour s'adapter au processus de l'allaitement : peu à peu, la lactation va répondre à la loi de l'offre et de la demande pour produire les quantités adaptées à Bébé. Quant aux petits soucis d'engorgement ou de crevasses, ils surviennent en général dans les premiers temps de l'allaitement. Même quand tout se passe bien, il faut attendre quatre à six semaines pour pleinement trouver son rythme de croisière… Mais dès lors, quel confort !

Les bons côtés de l'allaitement au long cours

- Rien de plus facile pour calmer Bébé.
- Rien de mieux pour l'endormir (en 2 minutes au lieu de faire les 100 pas dans le couloir).
- Pas besoin de se lever la nuit pour faire un biberon ni de s'asseoir pour le donner.
- Votre poitrine retrouve sa taille normale et vous ne ressentez plus intensément les montées de lait.
- Rien à préparer pour les sorties de Bébé : juste des couches de rechange, on vit les mains dans les poches !

Les petits inconvénients de l'allaitement au long cours

- Ne pas réussir à arrêter l'allaitement.
- Essayer de donner autre chose à manger à Bébé est plus difficile...
- Bébé peut avoir longtemps faim la nuit.
- Bébé peut refuser les biberons.
- L'allaitement peut devenir la solution de facilité pour nourrir Bébé.

Paroles de mamans

Claire, 33 ans : « Les premiers jours de l'allaitement à la maternité, j'avais envie d'abandonner : mes seins étaient énormes et douloureux et j'ai enchaîné par des crevasses la semaine suivante. J'étais vraiment prête à laisser tomber, mais j'ai résisté car je pensais que le sevrage me poserait d'autres problèmes. À la fin du premier mois, je me suis inquiétée car mes seins semblaient vides. C'était en fait mon corps qui s'adaptait. Depuis ce jour-là, je n'ai plus eu aucun problème d'allaitement. »

Marilyne, 36 ans, maman de Clara : « Les débuts ont étés vraiment éprouvants avec des crevasses qui saignaient. J'avais dû donner des compléments de lait industriel, mais au bout d'un mois tout s'est arrangé comme par magie et mon allaitement est devenu un allaitement de rêve qui a duré encore 8 mois ! »

87 NE PAS MANGER POUR DEUX MAIS MANGER ÉQUILIBRÉ

Juste 500 calories en plus chaque jour : voilà les besoins supplémentaires d'une mère qui allaite jusqu'aux 6 mois de son bébé (après, cela diminue en fonction de la quantité de lait produite) : ce n'est pas une raison pour engloutir une tablette de chocolat chaque jour. Le mieux est d'avoir une alimentation équilibrée, car tout ce que vous mangez va à Bébé.

Même si vous n'avez pas le temps de « bien manger », vous allez puiser dans vos réserves car la fabrication du lait est prioritaire. À Bébé le bon lait, à vous la fatigue et les carences si vous n'adoptez pas de bons principes nutritionnels !

De plus, une étude publiée dans la revue *Pediatrics* montre que si vous consommez des fruits et légumes quand vous allaitez, Bébé les appréciera quand il sera plus grand. L'étude a porté sur les haricots verts et les pêches, mais rien ne vous empêche de manger vos fruits préférés.

Les bons aliments à mettre dans votre assiette

- Des aliments de chaque groupe : produits laitiers, céréales…
- Des glucides : pain, semoule, légumes secs…
- Des aliments riches en oméga 3 pour aider au développement de la vision de Bébé : des poissons gras comme le saumon, la truite ou encore les crevettes et le bœuf étiqueté « race à viande » comme le charolais, par exemple.
- Des aliments riches en oméga 6 pour garder un taux bas

de cholestérol dans le sang : huiles de soja, de tournesol, des noix et des graines...

Les 8 clés alimentaires pour avoir du bon lait

1. Buvez du jus de carottes fraîchement pressé dès la grossesse.
2. Buvez au moins 8 verres d'eau par jour.
3. Prenez de la levure de bière.
4. Saupoudrez vos salades et vos yaourts de germes de blé.
5. Mangez des graines germées (à faire germer chez vous) de luzerne et de fenugrec (en magasins bio).
6. Buvez des tisanes d'anis, de verveine, de fenouil (au choix).
7. Consommez des céréales complètes tous les jours.
8. Mangez des figues séchées.

Mes conseils de doula

- Si vous allaitez des jumeaux, vous aurez besoin de 1000 calories supplémentaires par jour.
- Rien à éviter ! Tout le monde y va de son interdit : « Surtout pas d'agrumes, tu vas lui faire mal au ventre», « Ne mange pas de chou car il aura des ballonnements ». Aux États-Unis, on déconseille même aux mamans qui allaitent de consommer... du chocolat ! Pourtant les petits Indiens allaités consomment du lait parfumé au curry, à l'ail et ils semblent aimer ça !

88 PAS SEULEMENT POUR NOURRIR !

Nous voici dans l'ère du maternage : allaitement maternel encouragé, portage des bébés, co-dodo. On a toujours raison de cajoler Bébé.

« J'ai remarqué que les mères qui allaitent ont tendance à démontrer une très grande sensibilité à leur bébé », explique le pédiatre américain William Sears, père de 8 enfants et auteur de nombreux guides sur le maternage, dont l'un écrit avec son épouse Martha.

L'allaitement c'est aussi…

- Mettre votre bébé au sein même s'il a tété il y a 20 minutes : il n'est sans doute pas rassasié et 2 minutes de tétée de plus feront de lui un bébé repu.
- Cajoler votre bébé en l'endormant au sein même si la tétée n'est plus « nutritive ».
- Prendre Bébé dans vos bras en lui donnant ce que les grincheux nomment « des mauvaises habitudes », vous l'aiderez au contraire à grandir et à devenir autonome.
- Pouvoir dormir avec son bébé (en respectant les règles de sécurité) et ainsi réagir à ses besoins et répondre plus rapidement en cas de problème.
- Lui apporter la sécurité et la chaleur du peau à peau lors de la mise au sein.
- Un rapprochement émotionnel entre maman et bébé.

Mon conseil de doula

Vous pouvez très bien materner votre bébé si vous le nourrissez au biberon : il suffit de réagir de la même façon en répondant à ses besoins.

MES BONNES ADRESSES

Le premier salon du maternage s'est tenu à Paris en mars 2007.

89 OUI À LA SEXUALITÉ

Oui, la femme qui allaite peut faire l'amour. Voilà pour la théorie ! Dans la pratique, il faut que vous ne ressentiez plus les douleurs post-accouchement (car ça ne doit pas être une punition), que vous en ayez envie (l'appétit ne revient pas forcément tout de suite), que vous ne soyez pas effondrée de fatigue (ce qui est le cas 23 h sur 24 !). Il est aussi préférable que votre compagnon vous trouve sexy et jolie malgré votre ventre ramolli et vos kilos superflus, que vous aussi vous vous sentiez désirable (allez, enfilez autre chose que votre pyjama et mettez vos jolis dessous… d'allaitement !) et que vous vous sentiez comprise et aimée.

Il y a encore un dernier petit détail à régler : que faire de ce petit être mesurant une cinquantaine de centimètres et pesant dans les 3 kilos qui hurle de faim alors qu'on essayait justement un rapprochement amoureux ? Et s'il semble dormir paisiblement est-ce que cela ne va pas le réveiller ? Soyez créatifs et adaptez vous à votre nouvelle vie… de parents (ceux qui donnent le biberon ont les mêmes soucis que vous).

Pourquoi la libido diminue-t-elle ?

- Vous avez peur d'avoir mal depuis l'accouchement.
- L'allaitement favorise la sécheresse vaginale.
- Vos besoins de tendresse sont comblés… par Bébé !
- Vous êtes fatiguée et le papa aussi.
- Vous avez l'impression (souvent vérifiée) que Bébé est entre vous.

Les 8 clés pour relancer la libido

1. Laissez-vous du temps pour récupérer de l'accouchement.
2. Parlez-en avec votre partenaire.
3. Créez des occasions et réservez-vous des moments à deux : un petit resto (même la pizzeria au coin de la rue vous semblera romantique !).
4. Séduisez-vous mutuellement : faites des efforts pour vous habiller même si vous restez à la maison.
5. Profitez de ces moments privilégiés que sont la grossesse et l'arrivée de Bébé pour développer de nouveaux aspects de votre sexualité (merci Bébé !).
6. Vous n'êtes pas obligés d'avoir un rapport sexuel complet !
7. Prenez un bain ensemble.
8. Massez-vous mutuellement : redécouvrez le corps de l'autre.

À savoir

L'allaitement va influencer la sexualité (encore la faute des hormones) : certaines femmes vivent une symbiose avec leur bébé et n'ont pas besoin d'autre chose alors que d'autres ont une vie sexuelle épanouie.

Paroles de papas

Benjamin, 31 ans, papa de Chloé, 9 mois : « Depuis l'arrivée de ma fille, ni ma femme ni moi n'avons vraiment ressenti le besoin d'avoir des relations sexuelles car tout tournait autour de notre bébé. L'allaitement semblait l'épuiser et je ne voulais pas l'embêter avec des futilités car elle se consacrait au plus important : nourrir notre fille. Maintenant qu'elle a arrêté depuis plusieurs mois, la sexualité n'est pas revenue et je commence à m'inquiéter ! »

David, 35 ans, papa de Louis, 4 mois : « Louis est mon deuxième enfant et je sais que, passée l'appréhension initiale et en laissant un peu de temps pour la récupération physique après l'accouchement, l'allaitement n'empêche pas la sexualité, loin de là : les seins redeviennent des objets sexuels, le lait peut couler pendant l'amour et je trouve ça très attirant ! »

90 DIVERSIFICATION DU BÉBÉ ALLAITÉ

Un allaitement maternel complet suffit pour nourrir Bébé jusqu'à l'âge de six mois.

Comme pour les bébés nourris au biberon, on recommande d'attendre cet âge avant d'introduire des aliments, afin de ne pas favoriser les allergies. Mais comment faire pour lui proposer autre chose alors qu'il est tellement habitué à ne faire qu'une seule chose pour se nourrir : téter !

Un conseil ? N'attendez pas plus longtemps, sinon Bébé risque d'avoir du mal à se diversifier !

Les 10 clés pour une diversification en douceur

1. Un bébé qui est diversifié à partir de 9 mois va avoir du mal à accepter l'alimentation solide.
2. Bébé va commencer à tendre la main vers votre assiette : ça y est, il est prêt !
3. Le lait maternel va l'aider à digérer le gras, les protéines grâce à des enzymes spécifiques.
4. N'introduisez pas d'aliments allergisants avant que votre bébé ait 1 an si vous êtes vous-même allergique : œufs, fruits rouges, poisson…
5. Et encore moins des noix et noisettes (pas avant 4 ou 5 ans !).
6. N'oubliez pas les aliments riches en fer, tels que les céréales fortifiées en fer ou la viande rouge. Les bébés ont des réserves de fer jusqu'à 6 mois. Le fer contenu dans les aliments d'origine végétale doit être servi avec des aliments riches en vitamine C.
7. Pensez aux fruits, sources de vitamine C.
8. Une règle : un aliment nouveau à la fois et attendez deux jours avant d'en introduire un nouveau.
9. Les bébés allaités n'ont pas forcément les mêmes goûts que ceux nourris au biberon : ils peuvent refuser les petits pots et les aliments en purée destinés aux bébés de leur âge !
10. Continuer de donner à Bébé du lait (maternel ou autre) est une manière de le prémunir contre l'obésité.

Mes conseils de doula

- Le lait maternel seul ne suffit plus à couvrir tous les besoins nutritionnels de Bébé après 6 mois, mais vous pouvez attendre 8 mois s'il tète sans restriction et qu'il grandit très bien !
- Des idées d'aliments que Bébé avalera facilement : bananes, poires ou pêches très mures coupées en tout petits morceaux, carottes cuites tranchées dans la longueur, tofu en petits dés, petites pâtes cuites…

Paroles de maman

Mélanie (moi) : « Mon fils est encore allaité à 14 mois et j'ai commencé à essayer de le diversifier à 7 mois. J'ai eu du mal au départ à lui faire accepter autre chose que mon lait. Heureusement que c'est un bébé dodu qui pousse bien (dixit le pédiatre), mais le principal de son alimentation est resté le lait maternel jusqu'à neuf mois. »

91 CHOISIR UN BIBERON… LE PLUS PROCHE DU SEIN !

Les industriels rivalisent d'ingéniosité pour vous proposer des biberons aux tétines imitant à merveille les seins des mamans : forme se rapprochant au plus près des mamelons des mamans allaitantes. Ce que personne ne pourra jamais remplacer, c'est-ce qu'il y a dedans : le lait maternel est unique. Mais si vous optez à un certain moment pour l'allaitement au biberon, pourquoi ne pas essayer ces nouvelles tétines et biberons pour passer en douceur du sein… au biberon !

Les matériels qui essayent de se rapprocher du sein maternel

- La marque Avent met en avant des tests cliniques où les bébés réagissent comme au sein : « moins de pleurs, moins de soucis ! » et propose des tétines au bout allongé s'élargissant pour prendre la tétine comme le sein.
- La tétine Softflow (Dodie) qui reproduit la forme aplatie du téton pendant la tétée avec une surface douce, « grenelée à l'image du sein » : cela ne fait pas vraiment envie mais il paraît que c'est aussi doux que la peau d'une maman ! Et « des stries à l'intérieur de la tétine pour éviter qu'elle ne colle pendant la succion de Bébé ».
- La tétine « close to nature » de Tommee Tippee « conçue pour reproduire le contact souple et chaleureux du sein de la maman ». Le biberon fourni avec est facile à tenir par Bébé.

Comment encourager un bébé allaité à prendre un biberon ?

Le mieux est que Bébé prenne de lui-même la tétine dans la bouche : chatouillez-le avec la tétine comme au sein. Essayez les tétines en silicone et en caoutchouc : Bébé choisira celle qui lui convient le mieux. Reproduisez les positions de l'allaitement au sein. Si Bébé refuse le biberon, vous pouvez lui donner du lait à la tasse, à la pipette (voir réflexe 32 Allaiter autrement).

Mon conseil de doula

Si vous avez choisi de donner le biberon de temps en temps, de tirer votre lait ou de donner du lait industriel car vous retravaillez, essayez de passer en douceur des tétées aux biberons en remplaçant une tétée par un biberon, puis deux, puis trois sur plusieurs jours.

Les 6 clés de la préparation du biberon

1. Avant les 6 mois de Bébé, préférez l'eau minérale adaptée aux nourrissons.
2. À partir de 6 mois vous pouvez prendre l'eau du robinet si elle est bonne (voir en mairie) ou filtrer votre eau.
3. L'important, c'est de bien respecter les dosages d'eau et de lait en poudre : 1 mesure pour 30 cl d'eau.
4. Ne faites pas chauffer le lait au micro-ondes pour ne pas altérer ses qualités nutritionnelles.
5. Maintenant on donne les biberons à température ambiante même dans les maternités.
6. Si vous voulez absolument le réchauffer, faites-le au bain-marie ou à l'aide d'un chauffe-biberon.

92 MATERNER LA MÈRE QUI ALLAITE

La maman d'un petit bébé peut se sentir à la fois heureuse, exaltée et fragile, débordée, ou pas à la hauteur.

Quand Bébé naît, toutes les attentions sont tournées vers lui, on le regarde sous toutes les coutures : poids, vitalité, respiration… et cela ne fait que commencer. Toute la famille va venir le voir et lui apporter plein de cadeaux. Et la maman ? Elle se porte bien, merci !

Voici quelques petits conseils à faire lire à votre entourage pour lui donner des idées.

S'intéresser aussi à maman !

- La maman aussi aimerait bien avoir un petit cadeau car Bébé a déjà reçu une dizaine de doudous et c'est facile de trouver un tout petit présent pour elle.
- Pourquoi ne pas lui apporter un joli soutien-gorge d'allaitement ?
- Lui apporter des petits encas qui changeront le quotidien de la maternité : des fruits secs, des bons jus 100 % fruits (en plus, c'est bon pour l'allaitement !).
- Discuter avec la maman de ce qu'elle ressent : eh oui, toutes les femmes racontent leur accouchement par le détail. Pour une fois, ne parlez plus du vôtre d'il y a 30 ans mais laissez la nouvelle maman s'exprimer.
- Dites à la mère que c'est elle qui connaît son enfant et qui sait s'y prendre : oui, elle a assez de lait, oui elle sait le mettre au sein (même si ça va demander quelques jours d'adaptation…).

L'aider !

- Dans certaines cultures, la nouvelle accouchée reste au lit un mois avec son bébé près d'elle pour l'allaiter et sa mère (à elle) s'occupe du reste : cuisine, ménage... En Hollande, les mères bénéficient de l'aide à domicile pendant…

16 mois pour les tâches ménagères en plus du suivi d'une sage-femme pendant 10 jours. Idée à suivre...

- Ses amies peuvent apporter un plat de lasagnes, le reste du pot-au-feu de la veille, pour que la maman avale quelque chose de rapide et bon.
- La doula peut proposer un soutien matériel à la mère : préparation des repas, aide pour le linge de Bébé.
- Lui proposer d'appeler la PMI de son quartier car des puéricultrices se déplacent au domicile gratuitement pour la conseiller pour les soins de Bébé ou l'allaitement.

S'occuper de son bien-être !

- Organiser entre copines un « service de baby-sitting » pour que la maman se repose quelques heures.
- De plus en plus de parents s'initient au massage bébé : mais le père peut aussi improviser un massage pour la détente de la maman. L'allaitement peut engendrer des tensions dans le dos, le cou...
- Une petite question pour toutes les mamans qui se sentent débordées par l'allaitement : « Qu'avez-vous fait pour vous aujourd'hui ? » Conseillez-lui de s'accorder 15 minutes rien que pour elle : lire un roman ou son magazine préféré, sortir prendre l'air, préparez-lui un cocktail vitaminé (sans alcool)...

93 ALIMENTS À ÉVITER ET PLAISIRS À CONSERVER !

Au réflexe 87 vous avez découvert que vous pouvez manger de tout pendant l'allaitement. Pourtant, Bébé peut ne pas apprécier certains aliments qui passent dans le lait. Comment s'en rendre compte ? Y a-t-il des moments où vous devez faire plus attention à ce que vous mangez ?

Les 8 clés pour repérer l'intolérance alimentaire de Bébé

1. Il est irritable même après la tétée.
2. Il a des périodes de sanglots.
3. Son sommeil est perturbé.
4. Il a de l'eczéma.
5. Il a de l'érythème fessier.
6. Sa peau est sèche.
7. Sa respiration est sifflante.
8. Il se réveille brusquement.

Mes conseils de doula

- Il faut que plusieurs de ces manifestations se produisent en même temps car, si Bébé pleure plus que d'habitude ou a les fesses irritées, cela ne signifie pas forcément qu'il est allergique à quelque chose !
- Parfois Bébé est intolérant car vous avez mangé un aliment en trop grande quantité : tout devrait revenir à la normale en 24 heures.

Les cas où il faut éviter de consommer certains aliments

- Bébé a la diarrhée : à vous le régime compotes de pomme, riz et bananes. Ne mangez plus de tomates.
- Bébé a des ballonnements : évitez le chou. Protégez votre lait des pollutions, pesticides... (même si allaiter reste toujours ce qu'il y a de meilleur pour Bébé !) : essayez de consommer des fruits sans pesticides et des légumes sans nitrates en préférant le bio ! Réduisez au maximum les poissons contenant du mercure, comme les produits contenant trop de conservateurs ou d'additifs.
- Bébé est allergique au lait de vache : supprimez yaourts, fromages mais ne les remplacez pas forcément par du lait de soja qui est lui aussi allergisant.

Le lait prend le goût et la couleur des aliments !

Ne vous privez pas de manger vos plats préférés : le couscous, le curry ou même vos pommes de terre sautées à l'ail ne vont pas gêner Bébé qui va développer son goût. Contrairement au lait industriel qui a toujours la même saveur, le lait maternel prend le goût de ce que vous mangez. Faites le test : mangez une salade de betteraves et dans les heures suivantes, votre lait sera teinté... de rose !

Les idées reçues

- ***Il faut boire du lait pour faire du lait !***
  Si vous en consommez trop, Bébé peut développer une

intolérance. D'autres aliments sont riches en calcium : graines de sésame, algues ou même tortillas de maïs !

- ***Il faut boire de la bière !***
  Surtout pas si elle contient de l'alcool.
- ***Il ne faut pas manger d'oranges !***
  Au contraire, elles sont bourrées de vitamines : 1 verre le matin, c'est bien !

94 CHANGEZ D'AIR !

Ne restez pas enfermée avec Bébé sous prétexte qu'il est allaité toutes les deux heures... Au contraire, profitez-en pour prendre l'air et même voyager avec lui !

Précisément parce que vous allaitez, vous n'avez pas besoin de partir avec votre maison sur le dos ! Pas de biberons à emporter, ni de stérilisateurs, ni des provisions de boîtes de lait en poudre : même avec Bébé, voyager léger est possible !

Les 5 clés pour aller prendre l'air

1. Allez allaiter Bébé au parc de votre quartier : il s'endormira tranquillement au bon air.
2. Partez en cure postnatale entre le 3e et le 8e mois de bébé, prenez soin de vous et de lui. Au programme : bain microbulles pour bébé avec maman, séance de massage bébé ou cours de bébé nageur et massages, sophrologie et consultation diététique pour maman. Et le papa peut, dans bien des cas, vous accompagner sans payer !

.../

Les 5 clés pour aller prendre l'air (suite)

3. Le moyen de transport idéal : le train, car vous pouvez allaiter Bébé à la demande et vous disposez d'un coin adapté pour le changer. De plus, vous pouvez profiter des avantages de la carte « Enfant + » pour voyager moins cher.
4. L'avion est gratuit pour les enfants de moins de 2 ans : partez avec Bébé. Il est conseillé d'allaiter Bébé pendant les phases de décollage et d'atterrissage pour le faire déglutir.
5. Des « villages clubs » proposent des services de garderie pour votre bout de chou dès 3 mois pendant que vous profitez de la plage !

Mes conseils de doula

- Partez à 100 km au moins des grandes villes pour avoir de l'air pur.
- Un bébé peut faire un vrai voyage dès trois semaines de vie.
- Emportez toujours une petite couverture pour l'allaiter tranquillement et éviter les désagréments de la climatisation.
- Si vous partez très loin (décalage horaire important), prévoyez un séjour de 10 jours minimum.
- Protégez Bébé du soleil (il existe des lunettes solaires pour bébé et des soins solaires adaptés).
- Pensez à mettre un voyage ou une cure de thalassothérapie dans la liste de naissance : toute la famille en profitera (plus que si vous recevez 25 doudous !).

95 SE FAIRE BELLE EN ALLAITANT

L'allaitement va vous permettre de retrouver plus rapidement votre silhouette d'avant la grossesse. Rien ne vous empêche de vous occuper un peu de vous. Allaiter un bébé, ne veut pas dire ne plus s'occuper de soi.

Pendant la grossesse, vous avez peut-être eu peur de faire votre coloration chez votre coiffeur préféré, et pas eu l'autorisation de vous mettre à la gym ? L'allaitement vous permet de vous occuper de votre beauté et de votre bien-être sans délaisser Bébé. Suivez le guide dans cette revue de détails de ce que vous pouvez faire.

Les cheveux

- Vous pouvez refaire vos mèches ou votre couleur sans souci pour retrouver votre éclat !
- Ils vont tomber après la grossesse : lavez-les avec le shampooing de Bébé et n'utilisez pas le séchoir.
- Prenez de la gelée royale ou du germe de blé.

Les vergetures

- Mettez les crèmes que vous utilisiez pendant la grossesse (surtout pas de crème à base de vitamine A) mais si vous les appliquez sur la poitrine, évitez les mamelons et rincez vos seins avant la tétée.
- Vous pouvez utiliser du beurre de karité.

Le sport

- Vous pouvez sans problème vous remettre au sport même en allaitant mais pas avant d'avoir fait vos séances de rééducation périnéale.

- Essayez de ne pas allaiter juste après une séance de sport : votre lait prend alors un goût très salé qui peut déplaire à Bébé. Attendez deux heures avant la prochaine tétée.

Le bronzage

- Recommandé à petite dose (comme pour tout le monde !) mais sécher vos mamelons au soleil est bénéfique pour les endurcir et éviter les crevasses.
- Pour retrouver une bonne mine : mais vous pouvez aussi vous maquiller avec un peu de blush.

La thalasso

- La cure spéciale jeune maman : c'est une bonne idée de cadeau à mettre dans la liste de naissance.
- On la conseille à partir des 3 mois de Bébé.
- Vous pouvez emmener Bébé avec vous, le laisser à la nurserie pendant les soins et aller l'allaiter au besoin.
- N'oubliez pas de préciser que vous allaitez encore (si c'est le cas) pour ne rien appliquer de contre-indiqué sur vos seins (les huiles essentielles par exemple).

Mon conseil de doula

N'oubliez pas les vêtements spécial allaitement dans lesquels vous vous trouvez belle et sexy ! (voir réflexe 8).

96 ALLAITER PARTOUT

Vous ne mangeriez pas dans cet endroit (les toilettes), pourquoi y faire manger Bébé ? Allaiter en public est un droit pour toutes les mères. Telle est la conclusion d'une vidéo de promotion de l'allaitement en Australie.

Pourtant, qui n'a jamais nourri son bébé dans les toilettes d'un restaurant pour éviter les regards interloqués des autres convives ? Ou dans les rayons de l'hypermarché (dans ce cas, optez pour le rayon bébé !) car les courses se sont éternisées ? Bien sûr il y a toujours des mamans plus prévoyantes que d'autres qui ne vont sortir qu'une demi-heure entre la dernière tétée et le moment d'aller chercher le plus grand à l'école. Mais, pour ne pas rester coincée entre quatre murs sous prétexte que vous allaitez suivez nos conseils.

Les 5 clés pour allaiter discrètement

1. Portez des vêtements adaptés à l'allaitement.
2. Emportez un châle ou un foulard pour ne pas attirer l'attention.
3. Apprenez à allaiter dans un porte-bébé ou dans l'écharpe de portage.
4. Restez naturelle : soyez sûre de vous. Le plus important est de se sentir à l'aise pour allaiter en toutes circonstances.
5. Anticipez : n'attendez pas qu'il hurle de faim à la fin des courses.

Mon conseil de doula

C'est très facile d'allaiter sur un banc de square en toute discrétion : vos gestes deviennent plus sûrs avec la pratique de l'allaitement.

Mes bonnes adresses

- Soyez tendance : commandez un « nursing cover-up » (tablier d'allaitement en français) sur www.bebeaulait.com, par exemple.
- Ou encore, des petits clips pour attacher une couverture et vous isoler des regards sur www.coverupclips.com

Paroles de mamans

Marie-Anne, maman de Isabeau, 1 an : « Ce qui me plaît le plus dans l'allaitement, c'est de ne pas avoir besoin de planifier mes sorties en emportant biberons et boîte de lait. Je sors les mains dans les poches et c'est la liberté plutôt que l'aliénation, comme le pensent certains. »

Marilyne, maman de Clara : « Je n'ai jamais voulu allaiter dans la rue. Je me suis toujours arrangée pour ne pas avoir besoin d'allaiter à l'extérieur. Ma fille a pris le sein pendant neuf mois et j'ai dû lui donner la tétée une seule fois au parc ! »

Ça existe encore

Dans le magazine *Famili* de janvier 2008, à propos de l'allaitement en public voici l'avis de mamans qui sont contre : « À quelques mois c'est mignon, à 6-8 mois c'est déplacé et quand l'enfant marche ou parle, c'est insupportable. », ou encore : « Voir une femme allaiter et de surcroît en public me ramène des années en arrière. Si ça continue on va revenir au lavoir et au chaudron. »

97 TOUJOURS AVOIR UN BIBERON DE LAIT : TIRER SON LAIT ET BIEN LE CONSERVER !

Faire sa petite banque de lait personnelle est très utile. Même si vous ne l'utilisez pas, c'est psychologiquement important de savoir que votre bébé pourra se nourrir même si vous devez vous absenter ! On ne vous dit pas de remplir votre congélateur de dizaines de litre de lait maternel mais d'avoir quelques provisions au cas où…

Vous allez donc connaître les règles de l'expression du lait maternel manuellement ou au tire-lait, les temps de conservation à température ambiante, au réfrigérateur et au congélateur… et même si vous devez emporter votre lait à la crèche. Tout pour respecter les propriétés du lait maternel et le protéger de la contamination.

Les 13 clés pour tirer son lait

1. Lavez-vous bien les mains avant de tirer votre lait.
2. Stérilisez le tire-lait avant de l'utiliser.
3. Massez votre sein en faisant des mouvements circulaires ou mettez des compresses chaudes cinq minutes avant l'expression du lait pour faciliter son écoulement.
4. Préparez le récipient pour recueillir le lait tiré : des sacs spécifiques pour le lait maternel (sur le site de la LLL), des récipients en verre, en plastique (chez Avent, ils s'adaptent sur le tire-lait).
5. Installez-vous confortablement… au calme.

…/

Les 13 clés pour tirer son lait (suite)

6. L'expression manuelle du lait est conseillée pour tirer occasionnellement si vous ne possédez pas de tire-lait car cela demande plus de temps et de patience.
   - placez le pouce et les doigts en forme de C à environ 3 ou 5 centimètres du mamelon,
   - pressez doucement vers l'intérieur du sein en ouvrant la main,
   - roulez les doigts tout autour du mamelon.
7. L'expression au tire-lait électrique. Il reproduit le rythme de la succion du bébé avec 30 à 60 mouvements de succions / pauses par minute selon la vitesse sélectionnée. Vous devez bien placer le mamelon au centre de la téterelle.
8. L'expression au tire-lait manuel. C'est vous qui réglez le rythme de pompage : il faut trouver sa cadence mais on prend vite le coup de main.
9. Pour favoriser le réflexe d'éjection si vous n'êtes pas près de votre bébé : regardez une photo de Bébé ou pensez très fort à lui pendant que vous tirez votre lait, il viendra plus facilement.
10. Il faut toujours tirer du lait après une tétée mais aussi pendant un allaitement en tirant le lait du sein opposé à celui que vous donnez à Bébé.
11. Investissez dans un tire-lait manuel ou un tire-lait électrique si vous comptez reprendre le travail et continuer d'allaiter car vous aurez besoin de tirer l'équivalent de plusieurs biberons
12. Un bon tire-lait manuel peut vous permettre d'obtenir autant de lait qu'un tire-lait électrique si vous vous en servez correctement.
13. Louez un tire-lait double pompage si vous avez besoin d'une utilisation intensive !

Le temps de conservation du lait maternel

- À température ambiante : 10 heures de 19 à 22 °C. 4 à 6 heures à 25 °C.
- Au réfrigérateur : 8 jours entre 0 et 4 °C.
- Au congélateur : 2 semaines dans le compartiment à glaces du réfrigérateur. 3 à 4 mois dans la partie congélateur 3 étoiles. 6 mois dans un congélateur à -18 °C.
- Si vous devez l'emporter à la crèche : le lait maternel peut être conservé 24 heures au maximum (recueil à domicile puis transport à la crèche pour une consommation le jour même).

Mes conseils de doula

- Le lait va se séparer en couches lors de son stockage : mélangez-le avant de le donner à Bébé.
- Ne réchauffez jamais le lait maternel au micro-ondes pour ne pas détruire ses propriétés.
- Avant de congeler le lait…
  - Ne remplissez pas complètement un récipient de lait (laissez 2 cm) car il va prendre du volume.
  - Étiquetez le récipient avec la date.
  - Refroidissez le lait fraîchement tiré sous l'eau froide avant de le congeler.
- Comment décongeler le lait maternel :
  - 1 nuit au réfrigérateur,
  - sous l'eau chaude (à température du corps) pour réactiver les anticorps,
  - au bain-marie (en vérifiant la température !).
- Une fois décongelé, il s'utilise sous 24 heures.
- Jetez le lait que Bébé n'a pas fini : il ne se conserve plus.

98 CONCILIER TRAVAIL ET ALLAITEMENT

Ça y est, Bébé a maintenant 10 semaines (si c'est votre premier ou votre deuxième) ou 16 semaines (si c'est votre troisième) et vous devez retravailler ! En France, on est loin des 16 mois de congés rémunérés pour les mamans suédoises. Pourtant l'OMS recommande six mois d'allaitement exclusif. Comment continuer à procurer les bienfaits de l'allaitement tout en laissant Bébé à une nounou où à la crèche ?

Allaiter Bébé à la crèche

Vous emmenez Bébé le matin à la crèche et vous lui proposez une petite tétée avant de partir dans la salle des enfants ou dans un petit salon à votre disposition, vous profitez de votre pause-déjeuner pour venir nourrir votre bébé à la crèche, vous n'avez pas oublié de laisser dans le frigo un biberon de lait maternel fraîchement tiré la veille... Vous pensez que vous êtes en train de rêver ? Eh bien non !

Une petite crèche à la campagne (à Pouilly les Nonains, dans la Loire) encourage la poursuite de l'allaitement et permet aux mamans de venir nourrir leur bébé quand elles le peuvent depuis 10 ans. Mais vous n'avez pas besoin de partir vivre à la campagne pour profiter de ce genre de possibilités. Encore faut-il le savoir !

La mairie de Paris encourage l'allaitement maternel à la crèche et édite un fascicule *Allaitement maternel à la crèche* pour montrer que « l'entrée à la crèche n'est pas synonyme de sevrage » et que vous pouvez venir allaiter Bébé ! Dans les faits, il n'y avait qu'une cinquantaine d'enfants dans les crèches parisiennes qui étaient allaités fin 2006.

Un seul mot d'ordre : faites passer l'info !

À savoir

- Jusqu'au premier anniversaire de Bébé vous disposez d'une heure par jour pendant les heures de travail pour allaiter.
- Votre employeur n'est pas obligé de vous payer ces heures prises pour allaiter... ou plutôt pour tirer votre lait. Car partir de votre lieu de travail, récupérer Bébé à la crèche ou chez la nounou, l'allaiter et revenir travailler n'est pas autorisé : il s'agit d'une pause ! Et si vous avez une crèche d'entreprise à l'étage en dessous ? Rien n'est inscrit dans les textes.
- Sachez que la nounou, par exemple, peut vous amener Bébé sur votre lieu de travail pour la tétée (article L224-3) mais vous ne pouvez pas vous absenter pour partir l'allaiter !
- On peut exiger des chambres d'allaitement dans ou à proximité des établissements employant plus de 100 femmes.
- La France n'a toujours pas ratifié la Convention 183 de l'Organisation internationale du travail du 3 mai 2000 : bénéficier des pauses d'allaitement quand on veut, que les pauses soient rémunérées, créer des « chambres d'allaitement » pour allaiter Bébé au travail ou tirer son lait ailleurs que dans les WC !

- La charte sociale européenne du 3 mai 1993 prévoit également des pauses d'allaitement.

Paroles de maman

Marilyne, maman de Clara, responsable de réception d'un hôtel : « Je commence à travailler très tôt le matin, alors j'ai sevré ma fille très vite à la reprise de mon travail car j'avais du mal à donner des tétées la nuit et me lever avant 5 h du matin pour partir travailler. On m'avait dit qu'on pouvait continuer à allaiter juste le matin et le soir mais c'est sans compter avec le stress du travail. Ma production de lait a chuté avec la reprise de mon travail et cela a été douloureux pour moi. »

Paroles de ... responsable de crèche

Sophie, directrice de la crèche *Le jardin aux câlins* : « Nous encourageons la poursuite de l'allaitement à la reprise de l'activité, sans forcer, mais ce n'est pas toujours possible selon le travail des mères. En ce moment sur 50 enfants inscrits nous avons 4 bébés allaités sur place par leur maman dont deux sont… des bébés du personnel ! »

Mes bonnes adresses

- Téléchargez la brochure *Allaitement maternel à la crèche,* éditée par le service de la Petite enfance de la mairie de Paris sur le portail www.paris.fr
- Le jardin aux câlins, rue de la gare, 42155 Pouilly les nonnains.

Articles du code du travail

Article L 224-2 : Pendant une année à compter du jour de la naissance, la salariée allaitant son enfant dispose à cet effet d'une heure par jour durant les heures de travail (divisée en deux périodes de 30 minutes).

Article L 225-31 : La salariée peut allaiter son enfant dans l'établissement.

Article L 225-32 : Tout employeur employant plus de 100 salariés peut être mis en demeure d'installer des locaux dédiés à l'allaitement.

99 ALLAITER UN BAMBIN

Les comités de pédiatrie et les instances crédibles que sont l'OMS ou l'Unicef recommandent un allaitement exclusif de 6 mois et l'allaitement en complément de la diversification jusqu'à 2 ans. Mais dans les faits, cet « allaitement prolongé » n'est pas toujours bien perçu. Le pédopsychiatre Marcel Rufo considère l'allaitement « indécent » après 7 mois. Et, là encore, l'entourage va jouer un rôle important : « Ton fils ne sera jamais indépendant, il est encore accroché à ton sein, c'est un peu incestueux, non ? » Non ! Sinon, une grande partie de l'humanité aurait du souci à se faire ! Pour LLL France, le « sevrage naturel » se produit entre 2 ans ½ et 6 ans : donc, pas de risque que Bébé soit encore un tétouilleur à 15 ans !

Pour en finir avec les idées reçues de l'allaitement d'un bambin

- Cela ne va pas forcement faire de votre bambin allaité un futur Tanguy ! « On remarque des capacités psychomotrices et sociales significativement meilleures dès l'âge de 12 mois chez les bébés allaités » (l'une des *101 raisons de choisir l'allaitement maternel* par Leslie Burby et présenté par ProMom).
- Une mère qui allaite son bébé au-delà de 6 mois n'est pas forcément une baba écolo vivant dans sa yourte, une rétrograde ou une fille sortie d'une secte !
- L'allaitement prolongé est la norme et pas seulement dans des peuplades reculées. Même dans des pays européens comme le Danemark les mères allaitent longtemps.
- L'allaitement, ce n'est pas que du lait ! Cela confère aussi à Bébé une sécurité affective qui va l'aider à grandir, et il n'y a aucun risque psychologique à allaiter un bambin !

Les 4 clés pour allaiter un bambin

1. Le bambin va compléter son alimentation avec des fruits, des légumes, de la viande. Bref, être diversifié !
2. Le lait maternel sera toujours rempli de « bonnes choses » : des protéines, des facteurs immunologiques... qui sont encore plus concentrées.
3. Le sein va devenir source de réconfort et pas seulement de nourriture.
4. Un bambin de 6 mois ne reste pas collé au sein de sa mère : il découvre ce qui l'entoure et va téter moins souvent, pour parfois se rattraper la nuit !

Mes conseils de doula

- Vous pouvez sevrer votre bébé quand vous en ressentez l'envie ou quand il commence à se désintéresser du sein !
- Le co-allaitement c'est possible : on peut allaiter un bambin en même temps qu'un nouveau-né. Demandez conseil à des mamans qui l'ont déjà expérimenté en vous renseignant auprès d'associations de promotion de l'allaitement.

100 C'EST BON POUR LA SANTÉ !

L'OMS et l'Unicef recommandent l'allaitement maternel exclusif pendant les six premiers mois de la vie de l'enfant pour favoriser sa croissance, son développement et sa santé : ces deux organisations ont d'ailleurs présenté le document intitulé *Stratégie mondiale pour l'alimentation du nourrisson et du jeune enfant* afin que les gouvernements fassent tout pour promouvoir l'allaitement maternel à leur tour.

C'est chose faite en France, où la promotion de l'allaitement maternel est l'un des objectifs du Programme national nutrition santé (PNNS), bien que seule un peu plus de la moitié des femmes choisissent d'allaiter leur bébé.

L'allaitement est bon pour la santé du bébé… mais aussi pour la mère qui allaite. Tour d'horizon de ses bienfaits.

Bienfaits pour Bébé

- Un QI supérieur de 3,2 points, d'après des chercheurs américains : et ce ne serait pas grâce à la succion mais à la composition même du lait, riche en lactose et en acides gras polyinsaturés favorisant le développement cérébral ! D'autres études reprennent cette affirmation, qui est toutefois encore controversée.

- La prévention des diarrhées : le lait de la mère a un effet protecteur, via les anticorps maternels antibactériens et antiviraux. D'après le PNNS, « un allaitement exclusif de six mois diminue significativement le risque de diarrhée aiguë pendant la première année de vie par rapport à un allaitement de 3 mois ».
  Le lait maternel, qui se digère très rapidement, permet de maintenir l'hydratation et l'alimentation du bébé même s'il est atteint de diarrhée : on ne supprime pas l'allaitement maternel contrairement au lait industriel.
- Moins d'affections ORL (rhinites, otites) : cela se vérifie dès lors que Bébé est nourri au sein pendant 3 mois et que l'allaitement est exclusif : le nombre d'hospitalisations pour affections respiratoires est réduit d'un tiers par rapport aux bébés nourris au biberon. Et les otites sont 3 à 4 fois plus fréquentes chez les enfants nourris au lait industriel. Cela semble dû à la composition du lait mais aussi à la position de Bébé au sein !
- Prévention des allergies : l'allaitement joue un rôle de prévention mais il faut aussi éviter la diversification alimentaire trop précoce (pas avant 6 mois). L'allaitement, s'il dure 3 mois au moins, réduit le risque de dermatite atopique, d'eczéma, d'asthme.
- Prévention de l'obésité : en l'absence d'allaitement, le risque d'obésité augmente car les bébés au sein régulent mieux les quantités de lait qu'ils ingèrent et aiment le goût des légumes verts et des fruits !
- Prévention du diabète : l'effet protecteur de l'allaitement

est recommandé dans la prévention du diabète de type 1 dans les familles à risque (déjà touchées).

Les recherches médicales sur l'allaitement montrent que ses effets bénéfiques sont en proportion directe avec la quantité de lait consommée et donc la durée de l'allaitement !

Bienfaits pour Maman

- Prévention du cancer : l'allaitement prolongé diminue le risque du cancer du sein. Cela concerne aussi les filles allaitées (risque diminué de 25 %).
- Perte de poids : allaiter aide à retrouver son poids d'avant la grossesse.
- Prévention des hémorragies du post-partum et aide l'utérus à reprendre sa taille.
- Prévention de l'ostéoporose.

Bienfaits pour Maman et Bébé

Moins de visites chez le médecin car les enfants allaités sont moins malades que les autres, le lait maternel est gratuit, il est toujours à bonne température, c'est un apaisant naturel pour Bébé et il renforce les liens entre la maman et son bébé, c'est une alimentation respectueuse de l'environnement : pas d'emballage, pas de gaspillage !

Imprimé en France par Hérissey à Évreux
N° d'impression : 111046 - Dépôt légal : mars 2009